Leben mit Hashimoto

365+ Tage Entzündungshemmender Rezepte zur Symptomkontrolle und zur Steigerung deiner Energie + Einkaufsführer

ANGELA SENDERS

Copyright © 2024. Alle Rechte vorbehalten.

Der Inhalt dieses Buches darf ohne schriftliche Genehmigung des Autors oder des Herausgebers nicht reproduziert, vervielfältigt oder übertragen werden. Unter keinen Umständen können der Herausgeber oder der Autor für Schäden, Entschädigungen oder finanzielle Verluste aufgrund der in diesem Buch enthaltenen Informationen haftbar gemacht werden oder rechtlich verantwortlich gemacht werden. Weder direkt noch indirekt.

Rechtlicher Hinweis: Dieses Buch ist urheberrechtlich geschützt. Dieses Buch ist nur für den persönlichen Gebrauch bestimmt. Es ist nicht gestattet, Teile oder Inhalte dieses Buches ohne die Zustimmung des Autors oder Herausgebers zu verändern, zu vertreiben, zu verkaufen, zu verwenden, zu zitieren oder zu paraphrasieren.

Index

- Einführung 7
  - Was ist die Hashimoto-Thyreoiditis? 7
  - Häufige und weniger offensichtliche Symptome der Hashimoto-Thyreoiditis 9
  - Die Beziehung zwischen dem Hashimoto-Syndrom und anderen Autoimmunerkrankungen 10
- Die Schilddrüse und die Hormonfunktion verstehen 13
  - Die Rolle der Schilddrüse und die Auswirkungen der Schilddrüsenhormone auf den Körper 13
  - Auswirkungen der Hypothyreose auf den Stoffwechsel und die allgemeine Gesundheit 14
- Diagnose und Überwachung der Hashimoto-Thyreoiditis 16
  - Diagnosetechniken: von der Hormonbestimmung bis zum Vorhandensein von Anti-Schilddrüsen-Antikörpern 16
  - Die Bedeutung einer kontinuierlichen Überwachung der Schilddrüsenfunktion 17
- Ernährungswissenschaftliche Grundlagen für das Management des Hashimoto-Syndroms 19
  - Die Bedeutung der Ernährung: wichtige Nährstoffe und zu vermeidende Lebensmittel 19
  - Wie Lebensmittel Entzündungen und die Schilddrüsenfunktion beeinflussen ... 20
  - Die Rolle von Nahrungsergänzungsmitteln bei der Behandlung des Hashimoto-Syndroms und wann sie nützlich sein können 22
- Spezifische Ernährungsstrategien bei Hashimoto-Syndrom 24
  - Intelligente Ernährungspläne und Substitutionen zur Verringerung von Entzündungen und zur Unterstützung der Schilddrüsenfunktion 24
  - Bewältigung häufiger Symptome durch Ernährung: Gewicht, Cholesterin und allgemeines Wohlbefinden 26
  - Tipps für das Essengehen und den Umgang mit gesellschaftlichen Anlässen 28
- REZEPTE 30
- FRÜHSTÜCK 30
  - Smoothie aus Blaubeeren und Chia-Samen 30
  - Dinkelpfannkuchen mit Ahornsirup 31
  - Haferflocken mit Äpfeln und Zimt 32
  - Griechischer Joghurt mit Walnüssen und Honig 33
  - Vollkorn-Crepes mit Ricotta und Spinat 34

Home Müsli mit getrockneten Früchten ... 35
Grießpudding mit Fruchtkompott ... 36
Smoothie-Schale mit Kiwi und Spinat ... 37
Pfirsich, Ingwer und Kefir Smoothie ... 38
Vollkorntoast mit Avocadocreme und pochiertem Ei ... 39
Hirsebrei mit getrockneten Aprikosen ... 40
Energieriegel mit Kürbis und Sonnenblumenkernen ... 41
Hafermuffins mit Heidelbeeren und Zitrone ... 42
Reismilch und Vanille-Chia-Pudding ... 43
Dinkel-Crepes mit Pflaumenkompott ... 44
Sojajoghurt mit glutenfreiem Müsli und frischem Obst ... 45
Süße gedämpfte Brötchen mit Reismehl und Marmelade ... 46

Mittagessen ... 47

Quinoa-Salat mit Tomaten und Salatgurken ... 47
Linsen- und Grünkohlsuppe ... 48
Törtchen mit Hummus und knusprigem Gemüse ... 49
Glutenfreie kalte Pasta mit Rucola-Pesto und Walnüssen ... 50
Dinkel mit gegrilltem Gemüse und Pesto ... 51
Gemüseminestrone mit Gerste ... 52
Vollkornsandwiches mit Ziegenkäse und Spinat ... 53
Kuchen mit Süßkartoffeln und Spinat ... 54
Couscous mit Gemüse und aromatischen Kräutern ... 55
Tiepida-Dinkelsalat mit gebratenem Gemüse und Tofu ... 56
Tomaten-Paprika-Gazpacho mit Croutons aus Vollkornbrot ... 57
Rustikale Gemüse-Ricotta-Pastete ... 58
Nudeln aus Buchweizenmehl mit Avocado und Basilikum-Pesto ... 60
Gerste, Bohnen und Tomatensalat ... 61
Karottencreme mit Thymian und Knoblauchbrotcroutons ... 62
Quinoa-Salat mit Gurken, Oliven und Feta-Käse ... 63
Vollkorn-Focaccia mit karamellisierten Zwiebeln und Rosmarin ... 64
Kalte Gurken-Joghurt-Suppe mit Minze ... 65

Abendessen ... 66

Gebackener Lachs mit Fenchel und Orangen ... 66
Brathähnchen mit Kräutern der Provence ... 67

Gebackene Auberginenrouladen mit Ricotta und Tomate 68
Spargel und Feta-Omelett 69
Wolfsbarschfilet in Kartoffelkruste 70
Blumenkohlschnitzel mit Parmesankäse 71
Risotto mit Zitrone und Krabben 72
Rindergeschnetzeltes mit Rucola und Grana-Käse 73
Glutenfreie Zucchini-Lasagne 74
Pizza mit Blumenkohlboden 75
Gebackene Brasse mit mediterranem Gemüse 76
Gebackene Forellenfilets mit Kartoffeln und Thymian 77
Marinierte Hähnchenspieße mit Joghurt und Curry 78
Blumenkohlgratin mit Walnusssoße 79
Kürbis-Risotto mit zerbröselten Makronen 80
Padellata di Mare mit Venusmuscheln, Garnelen und Kirschtomaten 81
Veganer Linsen-Würstchen-Auflauf 82
Gefüllte Paprika mit Quinoa und mediterranem Gemüse 83
Samtige Erbsensuppe mit Roggencroutons 84

Imbisse 85

Gebackene Grünkohlchips 85
Bruschette mit Avocado und Kirschtomaten 86
Gebackene Süßkartoffelkuchen mit Joghurtsoße 87
Hafer-Bananen-Kekse ohne Zuckerzusatz 88
Energiebälle aus Datteln, Mandeln und Kokosnuss 89
Selbstgemachte Müsliriegel 90
Kichererbsenmehl-Cracker mit Guacamole 91
Schinken-Melonen-Wirbel 92
Joghurt-Erdbeer-Eis am Stiel 93
Bananen-Walnuss-Muffins 94

Nachspeise 95

Hausgemachtes Bananeneis 95
Frisches Obst mit Mandelcreme 96
Apfel-Tarte Tatin 97
Mousse au Chocolat mit Avocado 98
Vanille-Panna-Cotta mit Himbeersoße 99

- Kekse aus Mandelmehl 100
- Glutenfreier Karottenkuchen 101
- Leichtes Ricotta-Himbeer-Mousse 102
- Zitronen-Sorbet 103
- Kirsche Clafoutis 104
- Pfirsich-Lavendel-Crumble 105
- Mit Haselnüssen gefüllte Minzpralinen 106

EINKAUFSFÜHRER 107

Einführung

Was ist die Hashimoto-Thyreoiditis?

Die Hashimoto-Thyreoiditis, die sich oft hinter schwer fassbaren Symptomen und subtilen Erscheinungen verbirgt, stellt für die Betroffenen nicht nur eine klinische Herausforderung dar, sondern auch eine persönliche Reise der Entdeckung und Bewältigung. Diese Erkrankung ist mehr als eine einfache organische Funktionsstörung. Sie entpuppt sich als ein kompliziertes Labyrinth von Signalen, die der Körper aussendet, um ein viel tiefer liegendes Unbehagen mitzuteilen, eine stille Entzündung, auf die man mit Sorgfalt und Aufmerksamkeit hören muss.

Bei der Hashimoto-Thyreoiditis handelt es sich um eine Autoimmunerkrankung, bei der das Immunsystem gesunde Schilddrüsenzellen fälschlicherweise für Feinde hält und sie angreift, was zu Entzündungen und im Laufe der Zeit zu einer fortschreitenden Verringerung ihrer Funktionsfähigkeit führt. Die Prävalenz dieser Erkrankung im sozialen Gefüge ist überraschend hoch, doch das Bewusstsein für ihre Verbreitung und ihre Auswirkungen ist den meisten immer noch unklar. Sie betrifft Frauen aller Altersgruppen, wobei Frauen mittleren Alters häufiger betroffen sind. Aber auch Männer und Kinder werden nicht verschont, so dass sich ein weites Netz von Menschen um sie herum spinnt, die durch einen gemeinsamen pathologischen Faden miteinander verbunden sind.

Die Symptome, mit denen sich die Hashimoto-Thyreoiditis bemerkbar macht, sind ebenso vielfältig wie schwer fassbar. Gewichtszunahme zum Beispiel ist oft das erste Alarmsignal, das viele dazu veranlasst, einen Arzt aufzusuchen. Diese Erscheinung gehört zwar zu den offensichtlichsten, ist aber nur die Spitze des Eisbergs. Kälteempfindlichkeit, Muskel- und Gelenkschmerzen, Wortfindungs- und Konzentrationsschwierigkeiten, trockene Haut, Haarausfall - all das sind Symptome, die zwar häufig auftreten, aber oft unterschätzt oder dem Stress und der Müdigkeit des Alltags zugeschrieben werden. Und genau darin liegt die Herausforderung: in diesen scheinbar harmlosen Anzeichen die Stimme eines Organismus zu erkennen, der um Hilfe ruft.

Die Beziehung zwischen der Hashimoto-Thyreoiditis und anderen Autoimmunkrankheiten ist ein weiterer Baustein in diesem komplexen pathologischen Mosaik. In der Tat ist es nicht ungewöhnlich, dass Hashimoto-Thyreoiditis-Patienten andere Autoimmunerkrankungen wie Typ-1-Diabetes, Zöliakie, Vitiligo oder rheumatoide Arthritis entwickeln oder bereits mit ihnen koexistieren. Dieses Phänomen, das als Autoimmunpolyendokrinopathie bekannt ist, unterstreicht eine wichtige Wahrheit: Autoimmunität ist eine Sprache, die der Körper verwendet, um ein umfassenderes Unbehagen zu signalisieren, ein System im Gleichgewicht, das einen ganzheitlichen Ansatz erfordert, um wieder ins Gleichgewicht zu kommen.

Der Umgang mit der Hashimoto-Thyreoiditis bedeutet nicht nur, die Symptome durch Medikamente oder gezielte Eingriffe zu lindern, sondern mit Einfühlungsvermögen der Geschichte eines Organismus zuzuhören, der gegen sich selbst kämpft, und zu versuchen, die hinter jedem Signal verborgenen Botschaften zu entschlüsseln. Dies erfordert einen ständigen Dialog zwischen Patienten und Arzt, bei dem der Patient ein aktiver Protagonist seiner eigenen Heilungsreise und der Arzt ein sachkundiger und einfühlsamer Führer ist. Auf dieser Reise spielt die Ernährung eine entscheidende Rolle, und zwar nicht als einfache Liste von Lebensmitteln, die man meiden oder bevorzugen sollte, sondern als Grundpfeiler eines Lebensstils, der ein ganzheitliches Wohlbefinden umfasst, bei dem die Ernährung des Körpers auch die Heilung der Seele bedeutet.

In diesem Zusammenhang wird die Hashimoto-Thyreoiditis nicht nur zum Gegenstand medizinischer Studien, sondern auch zum Spiegel einer Gesellschaft, die sich zunehmend mit ihrer eigenen Verletzlichkeit auseinandersetzt und sich einem tieferen Dialog über die Bedeutung der Prävention, des Zuhörens auf sich selbst und einer Lebensweise öffnet, die das allgemeine Wohlbefinden des Einzelnen in den Mittelpunkt stellt. Darüber zu sprechen, Erfahrungen auszutauschen und Wissen zu verbreiten, werden so zu grundlegenden Maßnahmen, um den stillen Feind zu entlarven und den Kampf gegen die Hashimoto-Thyreoiditis in einen Weg des Wachstums und des Bewusstseins zu verwandeln.

Der Umgang mit der Hashimoto-Thyreoiditis ist letztlich eine Reise, die über die einfache Behandlung eines klinischen Zustands hinausgeht. Es ist eine Reise der inneren Entdeckung, eine Einladung, sich wieder mit dem eigenen Körper zu verbinden, zu lernen, seine Signale zu entschlüsseln und ihn mit Sorgfalt und Respekt zu behandeln. Auf dieser Reise bietet jeder Tag die Möglichkeit, sich selbst besser kennenzulernen, die eigenen Schwächen zu akzeptieren, indem man sie in Stärke umwandelt, und die Freude wiederzuentdecken, jeden Augenblick in vollen Zügen zu genießen, trotz der Herausforderungen, die das Leben mit sich bringen kann. Die Hashimoto-Thyreoiditis mit ihren Höhen und Tiefen wird so zu einem stillen Lehrer, der die Kunst der Resilienz, die Schönheit der Selbstfürsorge und die Bedeutung einer unterstützenden und einladenden Gemeinschaft lehrt und die Reise weniger einsam und sinnvoller macht.

Häufige und weniger offensichtliche Symptome der Hashimoto-Thyreoiditis

Im Schatten der bekannteren klinischen Erscheinungsformen webt die Hashimoto-Thyreoiditis ein Netz von Symptomen, die zwar häufig mit der Erkrankung in Verbindung gebracht werden, aber oft der unmittelbaren Aufmerksamkeit von Patient und Arzt entgehen. Die Herausforderung bei der Erkennung dieser Anzeichen liegt in ihrer schleichenden Natur und ihrer allmählichen Entwicklung, die leicht auf den täglichen Stress oder das fortschreitende Alter zurückgeführt werden können.

Gewichtszunahme ist vielleicht das offensichtlichste und frustrierendste Symptom für viele. In einer Welt, die Wert auf Fitness und Beweglichkeit legt, kann eine plötzliche und ungerechtfertigte Gewichtszunahme zu einer Quelle der Angst und des Unbehagens werden und einen Teufelskreis aus Schuldgefühlen und Frustration anheizen. Dieses Phänomen ist jedoch nicht einfach das Ergebnis einer unangemessenen Ernährung oder mangelnder Bewegung; es ist Ausdruck eines verlangsamten Stoffwechsels, der als Geisel eines Hormonorchesters fungiert, das nicht mehr im richtigen Takt spielt.

Die weniger offensichtliche, aber ebenso beunruhigende Kälteempfindlichkeit verwandelt eine zuvor angenehme Umgebung in einen unwirtlichen Raum. Dieser Zustand ist mehr als nur ein vorübergehendes Unbehagen. Er ist ein Indikator für ein gestörtes Thermoregulationssystem, das darum kämpft, das Gleichgewicht in einem Körper aufrechtzuerhalten, der seine Energie langsamer verbrennt.

Muskel-Gelenk-Schmerzen, die sich durch ein Gefühl der Steifheit oder weit verbreitete Schmerzen äußern, können die Lebensqualität erheblich beeinträchtigen und die Fähigkeit einschränken, tägliche Aktivitäten mit der gewohnten Leichtigkeit auszuführen. Diese Symptome, die oft missverstanden oder unterschätzt werden, verdienen nicht nur wegen ihrer unmittelbaren Auswirkungen auf das körperliche Wohlbefinden Aufmerksamkeit, sondern auch wegen ihres Potenzials, auf zugrundeliegende Entzündungsprozesse hinzuweisen, die eine gründliche Untersuchung verdienen.

Neben diesen bekannteren Symptomen kann sich die Hashimoto-Thyreoiditis auch durch weniger offensichtliche Anzeichen äußern, deren Erkennung besondere Aufmerksamkeit erfordert. Müdigkeit zum Beispiel kann so allgegenwärtig sein, dass sie zu einer ständigen Präsenz wird, zu einem Schleier der Erschöpfung, der jeden Aspekt des Tages färbt. Diese Müdigkeit ist nicht einfach das Ergebnis schlafloser Nächte oder anstrengender Tage; sie ist das Zeichen eines Körpers, der darum kämpft, Energie zu erzeugen.

Depressionen und Angstzustände, die häufig mit hormonellen Störungen einhergehen, können sich in das Leben von Hashimoto-Patienten einschleichen und einen Nebel aus Melancholie und Sorgen weben, der die Lebensfreude verdunkelt. Trockene Haut, Haarausfall, Bradykardie und Kälteunverträglichkeit sind allesamt subtile, aber signifikante Alarmsignale eines Organismus, der versucht, ein tieferes Unbehagen zu signalisieren.

Um die Vielfalt und Komplexität der Symptome der Hashimoto-Thyreoiditis zu erkennen, bedarf es eines einfühlsamen und ganzheitlichen Gesundheitsansatzes, der über die bloße Behandlung der offensichtlichsten Anzeichen hinausgeht. Es erfordert aufmerksames Zuhören, eine medizinische Neugier, die sich nicht mit oberflächlichen Antworten zufrieden gibt, und die Entschlossenheit, die Tiefen einer Erkrankung zu erforschen, die zwar schwer fassbar, aber nicht unsichtbar ist.

Auch der Ansatz für die Behandlung und das Management der Symptome der Hashimoto-Thyreoiditis muss vielschichtig und individuell sein, wobei die Besonderheiten jedes Einzelnen zu berücksichtigen sind. Ernährung, Lebensstil, Hormontherapien und psychologische Unterstützung sind alles Elemente eines komplexen Puzzles, das, wenn es einmal zusammengesetzt ist, dem Patienten seine scheinbar verlorene Lebensqualität zurückgeben kann.

Zusammenfassend lässt sich sagen, dass der Umgang mit den Symptomen der Hashimoto-Thyreoiditis ein gemeinsames Engagement von Patient und medizinischem Fachpersonal erfordert, eine Entdeckungsreise, die zwar anstrengend ist, aber das Versprechen eines wiedergefundenen Wohlbefindens in sich trägt. Es ist eine Reise, die Geduld, Verständnis und vor allem Hoffnung erfordert, denn selbst in Zeiten der Herausforderung besitzt der menschliche Körper eine außergewöhnliche Fähigkeit zur Heilung und Anpassung.

Die Beziehung zwischen dem Hashimoto-Syndrom und anderen Autoimmunerkrankungen

Im großen Universum der Autoimmunerkrankungen ist die Hashimoto-Thyreoiditis eine der bedeutendsten und leider auch häufigsten Ausdrucksformen dieser komplexen internen Dynamik, bei der sich das Immunsystem, das den Körper normalerweise vor schädlichen äußeren Einflüssen schützt, gegen ihn wendet. Diese Erkrankung tritt jedoch nicht isoliert auf, sondern ist häufig mit anderen Autoimmunerkrankungen verflochten und bildet ein Panorama von Zusammenhängen und gegenseitigen Einflüssen, das besondere Aufmerksamkeit erfordert, um vollständig verstanden zu werden.

Die Essenz dieser Beziehung liegt in einem Konzept, das als Polyautoimmunität bekannt ist und die Tendenz einiger Personen beschreibt, im Laufe ihres Lebens mehrere Autoimmunerkrankungen zu entwickeln. Die Hashimoto-Thyreoiditis mit ihrer heimtückischen Natur und ihrer hohen Prävalenz in der Bevölkerung steht oft im Zentrum dieses Netzwerks miteinander verbundener Erkrankungen und dient als Alarmglocke für das mögliche Vorhandensein oder die zukünftige Entwicklung anderer Autoimmunerkrankungen.

Um diesen Zusammenhang zu verstehen, ist es wichtig, die gemeinsame Basis zu erforschen, auf der sich diese Krankheiten treffen: das Immunsystem. Ein System, das aus Gründen, die die Wissenschaft noch nicht vollständig verstanden hat, beginnt, Teile seines Körpers als fremd und schädlich wahrzunehmen und eine Immunreaktion gegen sie auszulösen. Dieser Prozess kann verschiedene Organe und Gewebe betreffen, von der Schilddrüse bei der Hashimoto-Thyreoiditis über die Bauchspeicheldrüse bei Typ-1-Diabetes bis hin zur Haut bei der Schuppenflechte und so weiter, was ein Krankheitsbild von großer Tragweite und beträchtlicher Komplexität ergibt.

Das Vorhandensein von schilddrüsenfeindlichen Antikörpern, wie sie für die Hashimoto-Thyreoiditis typisch sind, kann als Zeichen für eine umfassendere Veränderung des Immunsystems angesehen werden, die sich auch durch andere Autoimmunkrankheiten äußern kann. So wurde beispielsweise beobachtet, dass Menschen mit Hashimoto ein erhöhtes Risiko haben, an Zöliakie zu erkranken, einer Autoimmunerkrankung, die den Dünndarm als Reaktion auf den Verzehr von Gluten angreift. Auch Erkrankungen wie Vitiligo, die zu einem Verlust der Hautpigmentierung führt, und rheumatoide Arthritis, die die Gelenke betrifft, können immunologisch mit der Hashimoto-Thyreoiditis zusammenhängen.

Diese Überschneidung von Autoimmunkrankheiten wirft wichtige Fragen zur genetischen Veranlagung und zu Umweltfaktoren auf, die diese Erkrankungen auslösen oder verschlimmern können. Die Forschung hat bestimmte Gene identifiziert, die die Anfälligkeit für Autoimmunkrankheiten im Allgemeinen erhöhen. Dies deutet darauf hin, dass eine Kombination aus vererbten genetischen Faktoren und äußeren Einflüssen wie Viren, Stress und Ernährung eine entscheidende Rolle bei der Entscheidung spielen kann, wer eine oder mehrere dieser Krankheiten entwickeln wird.

Das Verständnis dieser Dynamik ist nicht nur von akademischem Interesse, sondern hat auch erhebliche praktische Auswirkungen auf die Diagnose, Behandlung und das Management von Menschen mit Hashimoto-Thyreoiditis und anderen verwandten Autoimmunerkrankungen. Die Erkenntnis, dass Polyautoimmunität eine reale Möglichkeit ist, kann Kliniker dazu veranlassen, bei Vorliegen einer dieser Erkrankungen ein umfassenderes und gründlicheres Screening durchzuführen und so die Chancen auf eine frühzeitige Erkennung und Intervention bei anderen, möglicherweise damit verbundenen Autoimmunerkrankungen zu verbessern.

Darüber hinaus rückt dieses Bewusstsein die Bedeutung eines ganzheitlichen Gesundheitsansatzes in den Vordergrund, der den Menschen in seiner Gesamtheit betrachtet und sich nicht auf eine einzelne Krankheit konzentriert. Ein Behandlungsplan, der die verschiedenen Autoimmunerkrankungen einer Person und ihre gegenseitige Beeinflussung berücksichtigt, ist entscheidend für eine wirksame, individuelle Behandlung, die nicht nur die Symptome behandelt, sondern auch die tieferen Wurzeln der Polyimmunität angeht.

Die Zusammenhänge zwischen der Hashimoto-Thyreoiditis und anderen Autoimmunkrankheiten erinnern an die Komplexität des menschlichen Körpers und an die Herausforderung, Autoimmunkrankheiten zu behandeln. Es ist aber auch eine Einladung zur Hoffnung: Mit zunehmend zielgerichteter und eingehender Forschung macht die Medizin Fortschritte in ihrem Verständnis dieser komplexen Zusammenhänge und ebnet den Weg für innovative therapeutische Strategien, die eine Zukunft mit mehr Wohlbefinden und Gesundheit für diejenigen versprechen, die mit Hashimoto und anderen verwandten Autoimmunerkrankungen leben.

Die Schilddrüse und die Hormonfunktion verstehen

Die Rolle der Schilddrüse und die Auswirkungen der Schilddrüsenhormone auf den Körper

Die Schilddrüse, eine schmetterlingsförmige Drüse an der Basis des Halses, ist der stille Steuermann unserer Existenz und steuert diskret die Stoffwechselströme, die den menschlichen Körper beleben. Diese kleine, aber leistungsstarke Drüse sondert Schilddrüsenhormone ab, die für die Aufrechterhaltung eines homöostatischen Gleichgewichts unerlässlich sind und Herzfrequenz, Körpertemperatur, Stoffwechsel und sogar die Stimmung beeinflussen. Ihr Einfluss erstreckt sich auf jeden Winkel des Körpers und berührt das Leben jeder Zelle mit einer zarten, aber festen Hand.

Wenn die Schilddrüse durch die Autoimmunerkrankung Hashimoto-Thyreoiditis angegriffen wird, gerät ihr Gleichgewicht langsam ins Wanken, wie eine uralte Festung, die der unerbittlichen Erosion der Zeit ausgesetzt ist. Die Schilddrüsenhormone, die für unser Wohlbefinden von entscheidender Bedeutung sind, werden in immer geringeren Mengen produziert, so dass der Körper in eine Schilddrüsenunterfunktion (Hypothyreose) gerät. Diese Verlangsamung des Stoffwechsels macht sich auf subtile, aber tiefgreifende Weise bemerkbar: Energie, die wie Nebel in der Sonne verschwindet, eine Kälte, die in die Knochen kriecht, ein Herz, das unter der Last einer bedrückenden Stille schwer schlägt.

Die Auswirkungen der Hashimoto-bedingten Schilddrüsenunterfunktion auf den Stoffwechsel sind vergleichbar mit einem Feuer, das zu langsam brennt und nicht die zum Leben notwendige Wärme erzeugen kann. Der verlangsamte Stoffwechsel äußert sich in einer fast unaufhaltsamen Gewichtszunahme, in einer Müdigkeit, die keine Ruhe gibt, und in einer inneren Kälte, die keine Umarmung erwärmen kann. Dieser Zustand ist jedoch nicht nur eine Frage der Zahlen auf der Skala oder der Gradzahlen auf dem Thermometer; er ist das Signal eines Körpers, der mit allen Mitteln versucht, sein Unwohlsein mitzuteilen und auf ein verlorenes Gleichgewicht aufmerksam zu machen.

In diesem Zusammenhang wird ein tiefes Verständnis der Hormonfunktion und der lebenswichtigen Rolle der Schilddrüse zu einem Kompass für die Navigation durch die stürmische See der Hashimoto-Hypothyreose. Das Erkennen der Symptome, das Interpretieren der Signale, die der Körper sendet, ist der erste Schritt, um die Kontrolle über die eigene Gesundheit zurückzugewinnen und das zu langsam brennende Stoffwechselfeuer wieder zu entfachen. Es ist eine Einladung, über das Äußere hinauszuschauen, mit Neugier und Mitgefühl die Tiefen eines Organismus zu erforschen, der selbst in der Stille der Krankheit seinen Weg zur Genesung finden will.

Bei dieser Arbeit des Entschlüsselns und Verstehens erweist sich der Dialog zwischen Patient und Behandler als grundlegend. Es geht nicht nur darum, die Ergebnisse einer Untersuchung zu lesen oder ein Medikament zu verschreiben; es ist eine gemeinsame Reise, eine Reise in die Intimität eines Körpers, der darum kämpft, sein Gleichgewicht wiederzufinden. Es ist die Kunst, ohne Vorurteile zuzuhören, mit Weisheit und Menschlichkeit zu behandeln, jeden Einzelnen bei der Entdeckung eines Wohlbefindens zu begleiten, das, auch wenn es auf die Probe gestellt wird, immer möglich bleibt.

Der Umgang mit der Hashimoto-Thyreoiditis ist eine Aufforderung an uns, wieder mit uns selbst in Kontakt zu treten und aufmerksam auf die Botschaften zu hören, die uns unser Körper sendet. Es ist ein Aufruf, nichts für selbstverständlich zu halten, die stille Arbeit der Schilddrüse zu schätzen und mit Entschlossenheit und Hoffnung die Wiederherstellung des verlorenen Gleichgewichts zu suchen. Auf dieser Reise verwandelt sich Wissen in Macht: die Macht zu verstehen, zu bewältigen, zu überwinden. Und auf dieser Reise bringt uns jeder Schritt, jede Entdeckung, der gesündesten und vollsten Version von uns selbst ein Stück näher.

Auswirkungen der Hypothyreose auf den Stoffwechsel und die allgemeine Gesundheit

Die Hashimoto-induzierte Hypothyreose ist ein stiller Sturm, der im Körper tobt und dessen Auswirkungen weit über eine einfache Schilddrüsenfehlfunktion hinausgehen. Diese Erkrankung, die durch eine verminderte Produktion von Schilddrüsenhormonen gekennzeichnet ist, stellt nicht nur eine Herausforderung für den Stoffwechsel, sondern für das gesamte Körpersystem dar und zeichnet eine komplexe Landschaft, in der alle Elemente miteinander verbunden sind.

Der Stoffwechsel, jener empfindliche Mechanismus, der die Umwandlung von Nahrung in Energie regelt, wird eines der ersten Opfer der Hypothyreose. Eine Verringerung der Schilddrüsenhormone verlangsamt diesen Prozess und führt zu einem Rückgang des Energieverbrauchs in Ruhe. Dies kann zu einer Gewichtszunahme führen, die nicht durch eine veränderte Ernährung oder körperliche Betätigung zu rechtfertigen ist, ein Zustand, der bei den Betroffenen oft zu Frustration und Verwirrung führt. Doch das Körpergewicht ist nur die Spitze des Eisbergs. Die Trägheit des Stoffwechsels wirkt sich auf die Regulierung der

Körpertemperatur aus und führt zu einer ungewöhnlichen Empfindlichkeit gegenüber Kälte. Auch das Herz ist von diesem Zustand betroffen, mit einer Verlangsamung der Herzfrequenz, die sich in einem Gefühl der Müdigkeit oder, in schwereren Fällen, in tatsächlichen Herzbeschwerden äußern kann.

Auf neurologischer Ebene kann eine Schilddrüsenunterfunktion den Geist in einen Nebel hüllen, der die Konzentration und das Gedächtnis beeinträchtigt. Dieser Zustand, der oft als Schleier beschrieben wird, der das Denken trübt, spiegelt die Bedeutung der Schilddrüsenhormone für die Aufrechterhaltung der geistigen Beweglichkeit und der kognitiven Wachheit wider.

Auch das Verdauungssystem ist gegen die Auswirkungen der Hypothyreose nicht immun. Die Verringerung des Stoffwechsels kann zu einer Verlangsamung der Darmpassage führen, was wiederum Verstopfung zur Folge hat, eine weitere Quelle für Unbehagen und Unzufriedenheit.

Diese Symptome erschöpfen sich jedoch nicht in einer Liste körperlicher Beschwerden. Die Auswirkungen der Hypothyreose auf die allgemeine Gesundheit gehen weit darüber hinaus und berühren auch den emotionalen und psychologischen Bereich des Einzelnen. Chronische Müdigkeit, die Last einer unerklärlichen Gewichtszunahme und der Kampf mit dem "mentalen Nebel" können das Selbstwertgefühl untergraben und Angstzustände und Depressionen verstärken, wodurch ein Teufelskreis entsteht, in dem körperliche Beschwerden psychische Beschwerden verstärken und umgekehrt.

In diesem Szenario wird deutlich, dass es sich bei der Hashimoto-induzierten Hypothyreose nicht nur um ein hormonelles Ungleichgewicht handelt. Es handelt sich um eine Erkrankung, die den Menschen in seiner Gesamtheit herausfordert und einen multidisziplinären Ansatz erfordert, der die gesamte Person und nicht nur ihre Symptome berücksichtigt. Die Behandlung dieser Erkrankung erfordert eine Synergie zwischen pharmakologischen Behandlungen, Änderungen der Lebensweise und psychologischer Unterstützung, um das verlorene Gleichgewicht wiederherzustellen und die Lebensqualität auf ganzheitliche Weise zu verbessern.

Die durch das Hashimoto-Syndrom verursachte Hypothyreose ist daher ein Weg, den jeder Einzelne mit persönlichen Herausforderungen und Erfolgen beschreitet. Ein umfassendes Verständnis der Auswirkungen auf den Stoffwechsel und die allgemeine Gesundheit ist der erste Schritt zu einem bewussten und proaktiven Umgang mit der Erkrankung. Auf diesem Weg spielen Informationen eine Schlüsselrolle, denn sie ermöglichen es, mit mehr Selbstvertrauen und Entschlossenheit durch die manchmal turbulenten Gewässer der Hypothyreose zu navigieren.

Diagnose und Überwachung der Hashimoto-Thyreoiditis

Diagnosetechniken: von der Hormonbestimmung bis zum Vorhandensein von Anti-Schilddrüsen-Antikörpern

Die Reise zur Diagnose der Hashimoto-Thyreoiditis beginnt im tiefen Labyrinth der Medizin, wo die Wissenschaft mit der Kunst der klinischen Ableitung verschmilzt, um die Geheimnisse hinter den oft schwer fassbaren Symptomen zu entschlüsseln. Diese Erkrankung, die durch einen Autoimmunangriff auf die Schilddrüse gekennzeichnet ist, erfordert einen sorgfältigen diagnostischen Ansatz, da die von ihr ausgehenden Signale leicht mit denen anderer Erkrankungen verwechselt werden können.

Der erste Schritt auf diesem diagnostischen Weg ist häufig eine Blutuntersuchung zur Messung der Schilddrüsenhormone: Thyroxin (T4) und Trijodthyronin (T3) sowie TSH (schilddrüsenstimulierendes Hormon). Diese Tests liefern ein erstes Bild des Funktionszustands der Schilddrüse und ermöglichen es, Anomalien in der Schilddrüsenaktivität zu erkennen. Ein erhöhter TSH-Wert in Verbindung mit niedrigen T4- und T3-Werten kann auf eine Schilddrüsenunterfunktion hindeuten, ein Alarmsignal, das auf das Vorhandensein eines Hashimoto-Syndroms hindeutet.

Der eigentliche Schlüssel zur Diagnose des Hashimoto-Syndroms liegt jedoch in der Suche nach Anti-Schilddrüsen-Antikörpern: Anti-Tyroglobulin- (Anti-Tg) und Anti-Tyreoperoxidase- (Anti-TPO) Antikörper. Das Vorhandensein dieser Antikörper im Blut ist ein deutliches Zeichen dafür, dass das Immunsystem des Patienten seine eigene Schilddrüse angreift, ein Phänomen, das den Kern der Hashimoto-Thyreoiditis bildet. Diese Tests bestätigen nicht nur die Diagnose, sondern liefern auch wertvolle Informationen über den Schweregrad des laufenden Autoimmunangriffs.

Neben serologischen Tests spielt die Ultraschalluntersuchung der Schilddrüse eine entscheidende Rolle bei der Bestimmung des Ausmaßes der Schilddrüsenschädigung. Mit diesem nicht-invasiven bildgebenden Verfahren lassen sich Größe, Struktur und Vorhandensein von Schilddrüsenknoten beobachten, was ein komplexes Bild der krankheitsbedingten Veränderungen ergibt. Eine Ultraschalluntersuchung kann eine heterogene Schilddrüse mit hypoechogenen Bereichen zeigen, die typisch für ein entzündetes oder durch Hashimoto geschädigtes Schilddrüsengewebe sind.

Dieser multidimensionale diagnostische Ansatz ist nicht nur eine akademische Übung, sondern ein grundlegender Schritt zum Verständnis und zur Behandlung der Hashimoto-Thyreoiditis. Die Identifizierung der Krankheit in ihren frühen Stadien ermöglicht gezielte therapeutische Strategien, die darauf abzielen, die

Auswirkungen der Erkrankung auf die Lebensqualität der Patienten zu mildern und langfristige Komplikationen zu verhindern.

Die Diagnose der Hashimoto-Thyreoiditis ist daher ein Dialog zwischen Arzt und Patient, eine gemeinsame Reise der Entdeckung und des Verständnisses. Durch serologische Tests, bildgebende Untersuchungen und eine sorgfältige klinische Beurteilung wird ein detailliertes Bild der Krankheit erstellt, das als Grundlage für einen personalisierten Behandlungsplan dient, der auf die individuellen Bedürfnisse abgestimmt ist.

In diesem Zusammenhang darf die Bedeutung der Kommunikation nicht unterschätzt werden. Die Erläuterung von Testergebnissen, die Erörterung von Behandlungsoptionen und ein offenes Ohr für die Sorgen der Patienten sind wichtige Aspekte eines Behandlungskonzepts, das den Menschen in den Mittelpunkt stellt. Nur durch eine enge Zusammenarbeit und einen offenen Dialog ist es möglich, die manchmal turbulenten Gewässer der Hashimoto-Thyreoiditis erfolgreich zu navigieren und den Betroffenen die beste Chance auf ein gesundes und aktives Leben zu geben.

Die Bedeutung einer kontinuierlichen Überwachung der Schilddrüsenfunktion

Im Kampf gegen die Hashimoto-Thyreoiditis ist die erste Diagnose nur der erste Schritt. Die eigentliche Herausforderung und gleichzeitig die Chance liegt in der kontinuierlichen Überwachung der Schilddrüsenfunktion. Dieser Prozess der ständigen Beobachtung ist nicht nur entscheidend für die Beurteilung der Wirksamkeit der laufenden Behandlung, sondern auch für die Anpassung der therapeutischen Strategien an die Entwicklung der Krankheit und die sich ändernden Bedürfnisse des Patienten.

Die Überwachung der Schilddrüsenfunktion stützt sich hauptsächlich auf die regelmäßige Messung der Schilddrüsenhormone (T3 und T4) und des TSH im Blut. Diese Untersuchungen, die in regelmäßigen Abständen durchgeführt werden, liefern ein dynamisches Bild der Schilddrüsenaktivität und zeigen Veränderungen im Laufe der Zeit auf, die auf die Notwendigkeit einer Therapieanpassung hinweisen können.

Neben der Hormonuntersuchung kann die Nachsorge von Patienten mit Hashimoto-Thyreoiditis zusätzliche bildgebende Untersuchungen umfassen, z. B. Ultraschall der Schilddrüse, um das morphologische Erscheinungsbild der Drüse und das mögliche Vorhandensein von Knoten oder anderen strukturellen

Anomalien zu überwachen. Diese Diagnoseinstrumente bieten in Verbindung mit der Untersuchung auf Anti-Schilddrüsen-Antikörper einen umfassenden Überblick über den Gesundheitszustand der Schilddrüse und ermöglichen eine frühzeitige Erkennung von Anzeichen für eine Verschlimmerung der Erkrankung oder umgekehrt von Anzeichen für eine Verbesserung.

Die kontinuierliche Überwachung spielt auch eine entscheidende Rolle bei der Vermeidung langfristiger Komplikationen im Zusammenhang mit der Hashimoto-Thyreoiditis, wie etwa einer schweren Hypothyreose oder einem Kropf. Ein proaktives und sorgfältiges Management der Schilddrüsenhormonersatztherapie, das sich an den Ergebnissen regelmäßiger Kontrollen orientiert, kann dazu beitragen, den Hormonspiegel in einem optimalen Bereich zu halten, was die Lebensqualität des Patienten erheblich verbessert.

Darüber hinaus erleichtert die regelmäßige Überwachung der Schilddrüsenfunktion einen offenen und konstruktiven Dialog zwischen Arzt und Patient, der ein auf Vertrauen und Zusammenarbeit basierendes Behandlungsumfeld schafft. Patienten, die informiert und aktiv in ihren eigenen Behandlungspfad eingebunden sind, werden zu Partnern bei der Behandlung ihrer Erkrankung und verfügen über das Wissen und die Fähigkeiten, die für einen bewussten Umgang mit der Hashimoto-Thyreoiditis erforderlich sind.

Dieser Überwachungsansatz ist nicht nur eine klinische Praxis, sondern stellt eine Verpflichtung zum allgemeinen Wohlbefinden des Einzelnen dar, da jeder Patient einzigartig ist und die Hashimoto-Thyreoiditis eine dynamische Krankheit ist, die im Laufe der Zeit Schwankungen und Veränderungen unterliegt. Durch regelmäßige Kontrolluntersuchungen, rechtzeitige Anpassungen der Therapie und ständige Unterstützung ist es möglich, die manchmal turbulenten Gewässer der Hashimoto-Thyreoiditis mit mehr Zuversicht und Optimismus zu durchschiffen.

Die Bedeutung einer kontinuierlichen Überwachung der Schilddrüsenfunktion bei der Behandlung der Hashimoto-Thyreoiditis kann nicht genug betont werden. Sie ist ein grundlegender Pfeiler, auf dem eine wirksame therapeutische Strategie aufbaut, die in der Lage ist, sich an die Herausforderungen der Krankheit anzupassen und den Patienten auf seinem Weg zu langfristiger Gesundheit und Wohlbefinden zu begleiten.

Ernährungswissenschaftliche Grundlagen für das Management des Hashimoto-Syndroms

Die Bedeutung der Ernährung: wichtige Nährstoffe und zu vermeidende Lebensmittel

Auf dem Weg zur Bewältigung der Hashimoto-Thyreoiditis spielt die Ernährung eine herausragende Rolle, da sie wie ein Leuchtfeuer durch den Nebel von Symptomen und Ungewissheiten führt. Diese Autoimmunerkrankung, die die Schilddrüse angreift und die Entzündungsreaktion des Körpers moduliert, erfordert einen sorgfältig abgestimmten Ernährungsansatz, um die Auswirkungen auf das Immunsystem und die Schilddrüsenfunktion zu mildern.

Der Schlüssel zu einer wirksamen Ernährung bei der Behandlung des Hashimoto-Syndroms liegt in der Auswahl von Nährstoffen, die die Gesundheit der Schilddrüse unterstützen, und in der Reduzierung der Aufnahme von Lebensmitteln, die die Entzündung verschlimmern oder die Aufnahme synthetischer Schilddrüsenhormone beeinträchtigen können.

Wichtige Nährstoffe zur Unterstützung der Schilddrüse

- **Selen:** Dieses Spurenelement spielt eine entscheidende Rolle bei der Umwandlung von Schilddrüsenhormonen und beim Schutz der Schilddrüse vor oxidativem Stress. Zu den selenhaltigen Lebensmitteln gehören Paranüsse, Fisch, Eier und Sonnenblumenkerne.
- **Zink:** Zink, das für die Aktivierung der Schilddrüsenhormone unerlässlich ist, ist in Lebensmitteln wie Fleisch, Austern, Hülsenfrüchten und Samen reichlich vorhanden.
- **Eisen:** Eisenmangel kann die Schilddrüsenhormonproduktion beeinträchtigen. Reichhaltige Eisenquellen sind rotes Fleisch, Linsen, Spinat und Trockenfrüchte.
- **Vitamin D:** Dieses Vitamin, das von der Haut unter dem Einfluss von Sonnenlicht synthetisiert oder über die Nahrung aufgenommen werden kann, ist wichtig für die Regulierung des Immunsystems. Fetter Fisch, angereicherte Milch und kontrollierte Sonnenbestrahlung sind Möglichkeiten, seinen Gehalt zu erhöhen.

Zu vermeidende oder einzuschränkende Lebensmittel

- **Gluten:** Einige Studien deuten auf einen Zusammenhang zwischen Hashimoto-Thyreoiditis und Glutensensitivität oder Zöliakie hin. Die Einschränkung oder Beseitigung von Gluten kann helfen, die Entzündung und die damit verbundenen Symptome zu verringern.

- **Soja:** Die in Soja enthaltenen Phytoöstrogene können die Aktivität der Schilddrüsenhormone beeinträchtigen, weshalb es ratsam sein kann, den Konsum einzuschränken.
- **Goitrogene Lebensmittel:** Kohl, Brokkoli, Blumenkohl und andere Kreuzblütler enthalten Stoffe, die die Schilddrüsenhormonproduktion beeinträchtigen können, wenn sie in großen Mengen und roh verzehrt werden. Durch Kochen kann ihre goitrogene Wirkung verringert werden.
- **Zucker und extrem verarbeitete Lebensmittel:** Diese Lebensmittel können Entzündungen verschlimmern und zu hormonellem Ungleichgewicht und Gewichtszunahme beitragen.

Eine ausgewogene Ernährung, die reich an essenziellen Nährstoffen ist, wobei auf Lebensmittel zu achten ist, die das empfindliche Gleichgewicht der Schilddrüse stören könnten, ist ein Eckpfeiler bei der Behandlung der Hashimoto-Thyreoiditis. Der Ernährungsansatz muss individuell angepasst werden, wobei individuelle Besonderheiten, mögliche Nährstoffdefizite und persönliche Reaktionen auf Lebensmittel zu berücksichtigen sind.

Zusammenfassend lässt sich sagen, dass die Hashimoto-Thyreoiditis zwar eine komplexe Herausforderung darstellt, die Ernährung jedoch eine Schlüsselrolle bei der effektiven Bewältigung der Erkrankung spielt. Durch eine bewusste Auswahl von Lebensmitteln und ein tiefes Verständnis der Wechselwirkung zwischen Ernährung und Schilddrüsenfunktion ist es möglich, trotz der Diagnose Hashimoto-Thyreoiditis ein erfülltes Leben zu führen.

Wie Lebensmittel Entzündungen und die Schilddrüsenfunktion beeinflussen

Der Zusammenhang zwischen Ernährung, Entzündung und Schilddrüsengesundheit ist ein komplexes und nuanciertes Gebiet, das bei der Behandlung der Hashimoto-Thyreoiditis besondere Aufmerksamkeit erfordert. Diese Autoimmunerkrankung, die durch eine chronische Entzündung der Schilddrüse gekennzeichnet ist, unterstreicht die entscheidende Bedeutung einer Ernährung, die den Körper nicht nur nährt, sondern ihn auch im Kampf gegen Entzündungen und Schilddrüsenfunktionsstörungen schützt und unterstützt.

Der Einfluss der Ernährung auf Entzündungen

Entzündungen sind eine natürliche Reaktion des Immunsystems auf Verletzungen oder Krankheitserreger. Wenn eine Entzündung jedoch chronisch wird, kann sie

Krankheiten wie die Hashimoto-Thyreoiditis verursachen oder verschlimmern. Die Lebensmittel, die wir zu uns nehmen, können diesen Entzündungsprozess erheblich beeinflussen, wobei einige ihn verschlimmern und andere ihn abschwächen.

- **Entzündungsfördernde Lebensmittel:** Einige Lebensmittel können Entzündungen fördern und die Hashimoto-Symptome verschlimmern. Raffinierter Zucker, Omega-6-reiche Pflanzenöle, Transfette und stark verarbeitete Lebensmittel sind für ihr entzündungsförderndes Potenzial bekannt. Die Reduzierung oder der Verzicht auf diese Lebensmittel kann dazu beitragen, die systemische Entzündung zu verringern und die mit dem Hashimoto-Syndrom verbundenen Symptome zu verbessern.

- **Entzündungshemmende Lebensmittel:** Im Gegensatz dazu kann eine Ernährung, die reich an entzündungshemmenden Lebensmitteln ist, die Behandlung des Hashimoto-Syndroms erheblich unterstützen. Omega-3-Fettsäuren, die reichlich in fettem Fisch, Leinsamen und Walnüssen enthalten sind, wirken stark entzündungshemmend. Auch Obst und Gemüse, die reich an Antioxidantien sind, wie Beeren, grüne Blätter und Tomaten, können aufgrund ihres hohen Gehalts an Phytonährstoffen und Vitaminen zur Entzündungsbekämpfung beitragen.

Einfluss der Ernährung auf die Schilddrüsenfunktion

Auch die Ernährung spielt eine entscheidende Rolle bei der Regulierung der Schilddrüsenfunktion, wobei bestimmte Nährstoffe die Produktion und Aktivität der Schilddrüsenhormone direkt beeinflussen.

- **Jod:** Da es für die Synthese der Schilddrüsenhormone unerlässlich ist, ist eine ausreichende Jodzufuhr wichtig. Allerdings können sowohl Jodmangel als auch Jodüberschuss Schilddrüsenprobleme verursachen. Lebensmittel wie Fisch, Seetang und Jodsalz sind Jodquellen, aber ihr Verzehr muss sorgfältig abgewogen werden, insbesondere bei Hashimoto-Syndrom.

- **Gluten und Soja:** Diese Stoffe können die Aufnahme von synthetischen Schilddrüsenhormonen beeinträchtigen und bei manchen Menschen Entzündungen verstärken oder eine Autoimmunreaktion auslösen. Nicht alle Hashimoto-Patienten sind glutenempfindlich, aber es kann sich lohnen, eine glutenfreie Ernährung auszuprobieren, um zu sehen, ob sich die Symptome verbessern.

Die Einbeziehung einer bewussten Ernährungsweise in die Behandlung der Hashimoto-Thyreoiditis erfordert ein detailliertes Verständnis der Wechselwirkungen zwischen bestimmten Lebensmitteln und Nährstoffen mit dem Immunsystem und der Schilddrüsenfunktion. Durch eine Ernährung, die sich auf Vollwertkost konzentriert, reich an entzündungshemmenden Nährstoffen und arm an entzündungsfördernden Substanzen ist, kann man eine Verringerung der Symptome und eine allgemeine Verbesserung der Gesundheit anstreben.

Zusammenfassend lässt sich sagen, dass die Ernährung eine Schlüsselkomponente im Gesamtbehandlungsplan für die Hashimoto-Thyreoiditis darstellt und ein erhebliches Potenzial hat, sowohl die Entzündung als auch die Schilddrüsenfunktion positiv zu beeinflussen. Ein personalisierter Ansatz, der die individuellen Ernährungsbedürfnisse und mögliche Nahrungsmittelüberempfindlichkeiten berücksichtigt, ist für die Optimierung der Schilddrüsengesundheit und des allgemeinen Wohlbefindens unerlässlich.

Die Rolle von Nahrungsergänzungsmitteln bei der Behandlung des Hashimoto-Syndroms und wann sie nützlich sein können

Die Hashimoto-Thyreoiditis, eine Autoimmunerkrankung der Schilddrüse, kann sich erheblich auf das Leben der Betroffenen auswirken. Neben der medikamentösen Therapie und der Umstellung der Ernährung können Nahrungsergänzungsmittel eine ergänzende Rolle bei der Behandlung der Erkrankung spielen, indem sie die Schilddrüsenfunktion unterstützen und Entzündungen reduzieren. Es ist jedoch von entscheidender Bedeutung, die Verwendung von Nahrungsergänzungsmitteln mit Wissen und Vorsicht anzugehen und immer den Rat eines Arztes einzuholen.

Wichtige Nahrungsergänzungsmittel für das Management von Hashimoto

- **Selen:** Studien deuten darauf hin, dass Selen aufgrund seiner Rolle im Immunsystem und beim Schutz der Schilddrüse vor Oxidation dazu beitragen kann, Anti-Schilddrüsen-Antikörper bei Menschen mit Hashimoto-Syndrom zu reduzieren. Die typische empfohlene Dosierung variiert, aber es ist wichtig, die empfohlene Tagesdosis nicht zu überschreiten, um eine Toxizität zu vermeiden.

- **Zink:** Zink ist wichtig für die Gesundheit der Schilddrüse. Es unterstützt die Umwandlung des Hormons T4 in T3 und kann zur Verbesserung der Schilddrüsenfunktion beitragen. Zinkmangel tritt häufig bei Autoimmunerkrankungen auf und kann durch Nahrungsergänzung, immer unter ärztlicher Aufsicht, gelindert werden.

- **Eisen:** Eisenmangel, der bei Menschen mit Hashimoto-Syndrom häufig auftritt, kann die Schilddrüsenfunktion beeinträchtigen. Eine Nahrungsergänzung kann bei Mangelerscheinungen sinnvoll sein, aber es ist wichtig, den Eisenspiegel im Blut zu überwachen, um einen Überschuss zu vermeiden.

- **Vitamin D: Ein** niedriger Vitamin-D-Spiegel wird mit einer erhöhten Anfälligkeit für Autoimmunerkrankungen, einschließlich der Hashimoto-

Thyreoiditis, in Verbindung gebracht. Die Zufuhr von Vitamin D, insbesondere bei einem Mangel, kann die Immunfunktion unterstützen und möglicherweise Entzündungen verringern.

Wann Nahrungsergänzungsmittel nützlich sein können

Nahrungsergänzungsmittel können besonders nützlich sein, wenn durch Bluttests ein Nährstoffmangel festgestellt wird oder wenn die Ernährung bestimmte für die Gesundheit der Schilddrüse wichtige Nährstoffe nicht in ausreichender Menge liefert. Darüber hinaus können sie bei hohem oxidativem Stress und chronischen Entzündungen, die bei Hashimoto-Patienten häufig auftreten, unterstützend wirken.

Wichtige Überlegungen

- **Anpassung: Die** Auswahl der Nahrungsergänzungsmittel und die Dosierung sollten an die individuellen Bedürfnisse angepasst werden, wobei die Ernährung, der Lebensstil und die laufenden pharmakologischen Behandlungen zu berücksichtigen sind.

- **Qualität: Es ist** wichtig, hochwertige Nahrungsergänzungsmittel auszuwählen, vorzugsweise mit professioneller Beratung, um die Wirksamkeit zu gewährleisten und das Risiko von Verunreinigungen zu verringern.

- **Überwachung:** Die Einnahme von Nahrungsergänzungsmitteln erfordert eine regelmäßige Überwachung durch ärztliche Kontrolluntersuchungen, um die Auswirkungen auf die Schilddrüsenfunktion und das allgemeine Ernährungsgleichgewicht zu beurteilen.

Zusammenfassend lässt sich sagen, dass Nahrungsergänzungsmittel zwar erhebliche Vorteile bei der Behandlung der Hashimoto-Thyreoiditis bieten können, ihre Verwendung jedoch als Teil eines integrierten und individuellen Wellness-Ansatzes betrachtet werden sollte, der Ernährung, Bewegung, Stressbewältigung und medizinische Therapien umfasst. Eine enge Zusammenarbeit mit qualifiziertem medizinischem Fachpersonal ist unerlässlich, um die Behandlung des Hashimoto-Syndroms zu optimieren und die Lebensqualität zu verbessern.

Spezifische Ernährungsstrategien bei Hashimoto-Syndrom

Intelligente Ernährungspläne und Substitutionen zur Verringerung von Entzündungen und zur Unterstützung der Schilddrüsenfunktion

Im Mittelpunkt einer Ernährungsstrategie, die auf die Herausforderungen der Hashimoto-Thyreoiditis ausgerichtet ist, steht das Prinzip der Verringerung der Entzündung und der Unterstützung der Schilddrüsenfunktion durch eine bewusste, individuell angepasste Lebensmittelauswahl. Zu verstehen, wie bestimmte Lebensmittel das Wohlbefinden von Menschen mit dieser Autoimmunerkrankung beeinflussen können, ist der erste Schritt, um die Ernährung zu einem wertvollen Verbündeten für die Gesundheit zu machen.

Der diätetische Ansatz für Hashimoto-Patienten beschränkt sich nicht einfach darauf, "gute" Lebensmittel auszuwählen oder "schlechte" wegzulassen. Vielmehr erfordert er ein tieferes Nachdenken über die eigenen Essgewohnheiten, die Herkunft der von uns gewählten Lebensmittel und ihre Auswirkungen nicht nur auf die Schilddrüse, sondern auch auf das Entzündungsgleichgewicht des Körpers. Unter diesem Blickwinkel erforschen wir, wie personalisierte Diätpläne und intelligente Lebensmittelumstellungen die Schilddrüsengesundheit effektiv verändern können.

Der Weg zu einer optimalen Ernährung bei Hashimoto beginnt mit dem Verständnis der Mechanismen, durch die die Ernährung Entzündungen und die Schilddrüsenfunktion beeinflussen kann. Die Lebensmittel, die wir zu uns nehmen, können in manchen Fällen die Immunreaktion verschlimmern, was zu einer verstärkten Entzündung führt, die sich wiederum negativ auf die Schilddrüse auswirken kann. Ziel ist es daher, den Körper mit Lebensmitteln zu ernähren, die Entzündungen lindern und die für eine gesunde Schilddrüse erforderlichen Nährstoffe liefern.

Einer der wichtigsten Aspekte ist der Verzicht oder die deutliche Reduzierung von Lebensmitteln, die als potenzielle Auslöser von Entzündungen bei anfälligen Personen bekannt sind. Dazu gehören unter anderem glutenhaltige Lebensmittel, Milchprodukte, Soja, raffinierter Zucker und Alkohol. Die Empfindlichkeit gegenüber diesen Lebensmitteln kann von Person zu Person unterschiedlich sein, weshalb ein individuelles Vorgehen unerlässlich ist. Das Ersetzen dieser Lebensmittel durch nahrhafte, weniger entzündliche Alternativen kann einen großen Unterschied machen. So können beispielsweise herkömmliches Brot und Nudeln durch glutenfreie Varianten aus alternativen Mehlen wie Mandel- oder Kokosmehl ersetzt werden. Ebenso können Milchprodukte durch pflanzliche Getränke und Produkte aus Kokosnuss-, Mandel- oder Hafermilch ersetzt werden.

Eine weitere Säule der Hashimoto-Diät ist der Verzehr von viel Gemüse, insbesondere von grünem Blattgemüse, das reich an Antioxidantien ist. Diese Lebensmittel sind reich an essenziellen Nährstoffen, die das Immunsystem unterstützen und Entzündungen reduzieren können. Darüber hinaus können zuckerarme Früchte wie Beeren und Zitrusfrüchte wichtige Antioxidantien und Ballaststoffe liefern, die die Gesundheit der Verdauung und die Kontrolle des Blutzuckerspiegels unterstützen, was für Hashimoto-Patienten entscheidend ist.

Die Bedeutung von hochwertigem Eiweiß darf nicht unterschätzt werden. Eiweißquellen wie omega-3-reicher Fisch, Hühnerfleisch aus Weidehaltung und Hülsenfrüchte können die notwendige Energie liefern, ohne das Immunsystem zu überlasten. Vor allem Omega-3-Fettsäuren sind für ihre entzündungshemmenden Eigenschaften bekannt und können eine wertvolle Unterstützung bei der Verringerung systemischer Entzündungen sein.

Besonderes Augenmerk sollte auf die Aufnahme von Lebensmitteln gelegt werden, die reich an Selen, Zink und Eisen sind, Mineralien, die für das reibungslose Funktionieren der Schilddrüse unerlässlich sind. Paranüsse, Sonnenblumenkerne, mageres rotes Fleisch und Hülsenfrüchte sind Beispiele für Lebensmittel, die dazu beitragen können, den Bedarf an diesen Nährstoffen zu decken. Darüber hinaus ist eine ausreichende Jodzufuhr über Lebensmittel wie Seefisch, Algen und Jodsalz von entscheidender Bedeutung, auch wenn ein ausgewogenes Verhältnis erforderlich ist, um einen Überschuss zu vermeiden, der schädlich sein könnte.

Die Anpassung des Ernährungsplans ist von entscheidender Bedeutung, da jeder Mensch unterschiedlich auf Lebensmittel reagieren kann. Ein nützlicher Ansatz kann das Führen eines Ernährungstagebuchs sein, um zu beobachten, wie bestimmte Lebensmittel die persönlichen Symptome beeinflussen. Auf diese Weise können Lebensmittel, die die Symptome verschlimmern, identifiziert und gestrichen werden, während diejenigen, die das Wohlbefinden zu fördern scheinen, hervorgehoben werden.

Die Umstellung auf einen für das Hashimoto-Syndrom optimierten Ernährungsplan kann Zeit und Geduld erfordern. Es geht nicht darum, starre Ernährungsregeln zu befolgen, sondern zu lernen, auf den eigenen Körper zu hören, zu experimentieren und die Ernährung anzupassen, um das empfindliche Gleichgewicht zu finden, das die Gesundheit der Schilddrüse und das allgemeine Wohlbefinden fördert. Mit der Unterstützung eines Ernährungsberaters oder Arztes, der sich mit Schilddrüsenerkrankungen auskennt, ist es möglich, einen Ernährungsplan zu entwickeln, der nicht nur die Symptome des Hashimoto-Syndroms lindert, sondern auch die Lebensqualität insgesamt verbessert.

Letztendlich spielt die Ernährung eine entscheidende Rolle bei der Behandlung der Hashimoto-Thyreoiditis. Durch eine bewusste Auswahl von Lebensmitteln, intelligente Substitutionen und einen individuellen Ansatz ist es möglich, Entzündungen zu reduzieren, die Schilddrüsenfunktion zu unterstützen und einen Weg zu mehr Gesundheit und Wohlbefinden zu beschreiten. Die Übernahme dieser

Ernährungsprinzipien ist nicht nur ein Schritt zur Bewältigung des Hashimoto-Syndroms, sondern auch ein Bekenntnis zu einem gesünderen, harmonischeren Leben.

Bewältigung häufiger Symptome durch Ernährung: Gewicht, Cholesterin und allgemeines Wohlbefinden

Die Herausforderung, mit der Hashimoto-Thyreoiditis zu leben, geht über das Management der Schilddrüsenfunktion hinaus; sie beinhaltet auch den Umgang mit den täglichen Symptomen, die von Person zu Person unterschiedlich sein können, aber häufig Veränderungen des Körpergewichts, veränderte Cholesterinwerte und eine Beeinträchtigung des allgemeinen Wohlbefindens umfassen. Eine sorgfältig geplante Ernährung kann eine Schlüsselrolle bei der Linderung dieser Symptome spielen und gleichzeitig einen Weg zu mehr Kontrolle über die eigene Gesundheit und das eigene Wohlbefinden bieten.

Das Gewicht ist eines der heikelsten Themen für Menschen, die mit dem Hashimoto-Syndrom leben. Die Schilddrüsenentzündung kann zu einer Verlangsamung des Stoffwechsels führen, was die Gewichtsabnahme erschwert. Eine Ernährungsstrategie, die sich eher auf die Qualität als auf die Quantität der verzehrten Lebensmittel konzentriert, kann jedoch eine echte Hilfe sein. Nährstoffreiche Lebensmittel mit einem niedrigen glykämischen Index können helfen, den Blutzuckerspiegel zu stabilisieren, Insulinspitzen zu reduzieren und eine nachhaltige Gewichtsabnahme zu fördern. Anstatt sich auf striktes Kalorienzählen zu konzentrieren, besteht das Ziel darin, den Körper mit Lebensmitteln zu ernähren, die ihn auf möglichst vollständige und harmonische Weise unterstützen.

Die Wahl vollwertiger, möglichst wenig verarbeiteter Lebensmittel wie Gemüse, zuckerarmes Obst, mageres Eiweiß und gesunde Fette ist wichtig. Diese Lebensmittel unterstützen nicht nur den Stoffwechsel, sondern tragen auch zu einem Gefühl der Sättigung und Zufriedenheit bei, was Ihnen helfen kann, Übergewicht zu vermeiden und Ihren Appetit besser zu kontrollieren. Ein entscheidender Aspekt ist, auf den eigenen Körper zu hören, Hunger- und Sättigungssignale erkennen zu lernen und angemessen darauf zu reagieren.

Was den Cholesterinspiegel betrifft, so ist bekannt, dass eine Hypothyreose zu einem erhöhten LDL-Cholesterinspiegel, dem so genannten "schlechten" Cholesterin, führen kann. Eine ballaststoffreiche Ernährung, insbesondere die löslichen Ballaststoffe in Hafer, Hülsenfrüchten, Äpfeln und Birnen, kann dazu beitragen, die Aufnahme von Cholesterin im Darm zu verringern. Gleichzeitig kann die Aufnahme gesunder Fette, wie sie in Olivenöl, fettem Fisch und Nüssen enthalten sind, zu einer Erhöhung des HDL-Cholesterins, des "guten" Cholesterins, beitragen und damit das gesamte Lipidprofil verbessern.

In diesem Zusammenhang ist es auch wichtig, die Gesamtauswirkungen auf die Herzgesundheit zu berücksichtigen und sich für eine Ernährung zu entscheiden, die nicht nur das Cholesterinmanagement, sondern auch die Herzgesundheit im Allgemeinen unterstützt. Dazu gehört auch die Begrenzung der Salzaufnahme, um den Blutdruck unter Kontrolle zu halten, und die Förderung eines aktiven Lebensstils, da regelmäßige Bewegung sich sowohl auf das Gewicht als auch auf den Cholesterinspiegel positiv auswirken kann.

Das allgemeine Wohlbefinden ist vielleicht der komplexeste Aspekt, den es zu managen gilt, da es eine Vielzahl von körperlichen, emotionalen und geistigen Faktoren umfasst. Die Ernährung ist in diesem Zusammenhang nicht nur eine Möglichkeit, den Körper zu nähren, sondern kann auch ein Mittel sein, den Geist zu nähren. Lebensmittel, die reich an Omega-3-Fettsäuren, Antioxidantien und B-Vitaminen sind, unterstützen bekanntermaßen die Gehirnfunktion, bauen Stress ab und verbessern die Stimmung. Die Aufnahme dieser Nährstoffe in die tägliche Ernährung durch den Verzehr von fettem Fisch, buntem Obst und Gemüse sowie Vollkornprodukten kann erheblich zum allgemeinen Wohlbefinden beitragen.

Darüber hinaus kann die Anwendung von Praktiken wie Achtsamkeit beim Essen, die dazu anregen, Mahlzeiten achtsam und ohne Ablenkung einzunehmen, die Beziehung zum Essen und zum eigenen Körper stärken. Dieser Ansatz trägt nicht nur dazu bei, die Verdauung zu verbessern, indem das eigene Hunger- und Sättigungsgefühl bewusster wahrgenommen wird, sondern fördert auch ein befriedigenderes und weniger stressiges Esserlebnis.

Die häufigen Symptome der Hashimoto-Thyreoiditis mit Hilfe der Ernährung in den Griff zu bekommen, ist eine Reise, die Geduld, Engagement und vor allem ein tiefes Verständnis für die eigenen Bedürfnisse erfordert. Jeder Mensch ist einzigartig, und was für den einen funktioniert, ist für den anderen möglicherweise nicht effektiv. Mit der richtigen Unterstützung, dem richtigen Wissen und dem Hören auf den eigenen Körper ist es jedoch möglich, eine ausgewogene Ernährung zu finden, die hilft, die Symptome zu lindern und so die Lebensqualität deutlich zu verbessern. Auf diesem Weg wird die Ernährung von einer einfachen Notwendigkeit zu einem mächtigen Heilmittel, das den Weg zu einem authentischen und dauerhaften Wohlbefinden ebnet.

Tipps für das Essengehen und den Umgang mit gesellschaftlichen Anlässen

Für Menschen, die an Hashimoto-Thyreoiditis erkrankt sind, kann es eine große Herausforderung sein, sich in der Welt der sozialen Kontakte und des Essens zurechtzufinden. Die Notwendigkeit, einen speziellen Ernährungsplan einzuhalten, um die Symptome der Erkrankung in den Griff zu bekommen, kann wie ein unüberwindbares Hindernis erscheinen, wenn man nicht in der Sicherheit und Kontrolle der eigenen Küche ist. Mit der richtigen Vorbereitung und der richtigen Einstellung ist es jedoch möglich, diese Momente zu genießen, ohne Gesundheit und Wohlbefinden zu gefährden. Hier finden Sie eine Reihe praktischer Strategien, um diese Situationen mit Selbstvertrauen und Freude zu meistern.

Der Schlüssel zu einem erfolgreichen gesellschaftlichen Ereignis liegt in der Vorbereitung. Bevor Sie eine Veranstaltung besuchen oder in ein Restaurant gehen, ist es sinnvoll, sich über die verfügbaren Speisenoptionen zu informieren. Dies kann bedeuten, dass Sie die Website des Veranstaltungsortes besuchen, um die Speisekarte vorab einzusehen, oder sich direkt mit dem Restaurant in Verbindung setzen, um Ihre Diätwünsche zu besprechen. Viele Restaurants sind inzwischen daran gewöhnt, auf spezielle Diätwünsche einzugehen, und können geeignete Alternativen anbieten oder Änderungen an den Gerichten vorschlagen, damit diese mit den Bedürfnissen von Hashimoto-Patienten vereinbar sind.

Wenn Sie auswärts essen gehen, ist eine klare Kommunikation mit dem Bedienungspersonal von entscheidender Bedeutung. Zögern Sie nicht, Ihre Ernährungsbedürfnisse zu erläutern und zu betonen, wie wichtig es ist, bestimmte Zutaten aus gesundheitlichen Gründen zu meiden. Es kann sinnvoll sein, zu betonen, was Sie essen können, anstatt sich darauf zu konzentrieren, was verboten ist, und so das Personal bei der Auswahl von Optionen zu unterstützen, die Ihrem Ernährungsplan entsprechen.

Eine weitere wirksame Strategie besteht darin, sich für einfache Gerichte mit leicht erkennbaren Zutaten zu entscheiden. Gemüsegerichte, mageres Fleisch oder gegrillter Fisch und Salate (mit Öl und Zitrone oder Essig angemacht, um abgepackte Dressings zu vermeiden, die problematische Zutaten enthalten können) sind oft eine sichere Wahl. Außerdem kann es in unvorhergesehenen Situationen hilfreich sein, immer gesunde Snacks dabei zu haben, um sicherzustellen, dass Sie immer eine Option haben, die mit Ihrer Ernährung vereinbar ist, auch wenn die Auswahl an Lebensmitteln begrenzt ist.

Auch der Umgang mit gesellschaftlichen Anlässen erfordert ein gewisses Maß an geistiger Flexibilität. Es ist wichtig, daran zu denken, dass eine perfekte Einhaltung der Diät in jeder Situation nicht immer möglich ist und dass kleine Abweichungen nicht zu übermäßigem Stress führen sollten. Sich darauf zu konzentrieren, die Gesellschaft und das Gesamterlebnis zu genießen, kann dazu beitragen, Ängste im

Zusammenhang mit dem Essen abzubauen und eine ausgewogenere und weniger restriktive Einstellung zu fördern.

Es ist jedoch auch wichtig, auf den eigenen Körper zu hören und die Anzeichen zu erkennen, die auf eine unerwünschte Reaktion hinweisen könnten. Sich bewusst zu machen, wie sich bestimmte Lebensmittel auf das eigene Wohlbefinden auswirken, ist von entscheidender Bedeutung, um sich in der Außenwelt selbstbewusst zu bewegen und sich gleichzeitig der Gesundheit verpflichtet zu fühlen.

Der Umgang mit Erwartungen ist ein weiterer wichtiger Aspekt, wenn es um gesellschaftliche Anlässe geht. Die Kommunikation mit Freunden und Familie über die eigenen Ernährungsbedürfnisse kann dazu beitragen, mögliche Missverständnisse oder Druck, von der eigenen Diät abzuweichen, zu verringern. Wenn man in seinem sozialen Umfeld Verbündete findet, kann dies eine wertvolle Unterstützung sein und die Auswahl von Aktivitäten oder Veranstaltungsorten erleichtern, die den Bedürfnissen aller gerecht werden.

Schließlich sollten Sie daran denken, dass der Weg zur Bewältigung des Hashimoto-Syndroms für jeden Einzelnen persönlich und einzigartig ist. Flexibilität und Anpassungsfähigkeit sind wertvolle Eigenschaften, insbesondere wenn es darum geht, die eigene Ernährung in weniger kontrollierten Kontexten aufrechtzuerhalten. Aus den Zeiten zu lernen, in denen die Dinge nicht nach Plan laufen, ohne in unnötige Schuldgefühle zu verfallen, kann wertvolle Lektionen liefern, die einem helfen, in Zukunft mit größerer Zuversicht zu navigieren.

Zusammenfassend lässt sich sagen, dass die Bewältigung sozialer Aktivitäten und außerhäuslicher Mahlzeiten mit Hashimoto nicht zu einer von Verzicht und Ängsten geprägten Reise werden muss. Mit der richtigen Vorbereitung, klarer Kommunikation, bewussten Entscheidungen und einer Portion Flexibilität ist es möglich, diese Erlebnisse in vollen Zügen zu genießen und den Umgang mit der Erkrankung in eine Gelegenheit zu verwandeln, neue Wege im Umgang mit Lebensmitteln und sozialen Beziehungen zu entdecken und so das eigene Leben und das allgemeine Wohlbefinden zu bereichern.

REZEPTE

FRÜHSTÜCK

Smoothie aus Blaubeeren und Chia-Samen

- Vorbereitungszeit = 10 Minuten
- Portionen = 2

Zutaten:

- 200 g frische oder gefrorene Heidelbeeren
- 1 reife Banane
- 2 Esslöffel Chiasamen
- 1 Tasse Mandelmilch (oder eine andere Milch Ihrer Wahl)
- 1 Esslöffel Honig (optional, zum Süßen)
- ½ Teelöffel Vanilleextrakt (wahlweise)

Verfahren:

1. Heidelbeeren, Banane, Chiasamen, Mandelmilch, Honig (falls verwendet) und Vanilleextrakt in einen Mixer geben.
2. Mit hoher Geschwindigkeit pürieren, bis die Masse glatt und homogen ist. Wenn die Mischung zu dick ist, etwas mehr Milch hinzufügen, bis die gewünschte Konsistenz erreicht ist.
3. Abschmecken und gegebenenfalls den Süßstoff anpassen.
4. Sofort servieren, um den Nährwert zu maximieren.

Nährwertangaben (pro Portion):

Kalorien: ca. 200 kcal Eiweiß: 4 g Fett: 7 g (davon gesättigt 0,5 g) Kohlenhydrate: 34 g (davon Zucker 20 g) Ballaststoffe: 8 g Natrium: 110 mg

Chiasamen sind reich an Ballaststoffen, Omega-3-Fettsäuren und Eiweiß, die die Verdauung verbessern und das Herz gesund halten. Blaubeeren, die für ihre antioxidativen Eigenschaften bekannt sind, schützen den Körper vor Schäden durch freie Radikale und verbessern die Hautgesundheit. Dieser Smoothie eignet sich hervorragend für ein nahrhaftes Frühstück oder einen energie- und wellnessreichen Snack.

Dinkelpfannkuchen mit Ahornsirup

- Vorbereitungszeit = 20 Minuten
- Portionen = 4

Zutaten:

- 150 g Dinkelmehl
- 2 mittlere Eier
- 250 ml Milch (kann für eine vegane Version durch Pflanzenmilch ersetzt werden)
- 1 Teelöffel Backpulver (ca. 5 g)
- 1 Prise Salz
- 2 Esslöffel Samenöl (zum Kochen)
- Ahornsirup zum Servieren
- Frisches Obst zum Garnieren (optional)

Verfahren:

1. In einer großen Schüssel das Dinkelmehl mit dem Backpulver und einer Prise Salz vermischen.
2. In einer anderen Schüssel die Eier mit der Milch verquirlen.
3. Die Eier-Milch-Mischung zu den trockenen Zutaten geben und vorsichtig verrühren, bis ein glatter Teig entsteht. Die Mischung etwa 5 Minuten ruhen lassen.
4. Erhitzen Sie eine antihaftbeschichtete Bratpfanne bei mittlerer Hitze und fetten Sie sie leicht mit ein wenig Samenöl ein.
5. Einen Schöpflöffel Pfannkuchenteig in die heiße Pfanne gießen. Etwa 2-3 Minuten backen, bis sich an der Oberfläche Blasen bilden, dann den Pfannkuchen umdrehen und weitere 2-3 Minuten auf der anderen Seite goldbraun backen.
6. Den Vorgang mit dem restlichen Teig wiederholen und die Pfanne nach Bedarf mit Öl einfetten.
7. Servieren Sie die Pfannkuchen warm, garniert mit Ahornsirup und, falls gewünscht, mit frischem Obst Ihrer Wahl.

Nährwertangaben (pro Portion, ohne Ahornsirup und Obst)

Kalorien: ca. 280 kcal Eiweiß: 10 g Fette: 9 g (davon gesättigt 2 g) Kohlenhydrate: 40 g (davon Zucker 5 g) Ballaststoffe: 6 g Natrium: 150 mg

Tipps: Für fluffigere Pfannkuchen können Sie das Eigelb vom Eiweiß trennen und das Eiweiß zu steifem Schnee schlagen, bevor Sie es vorsichtig in den Teig einarbeiten.

Haferflocken mit Äpfeln und Zimt

- Vorbereitungszeit = 15 Minuten
- Portionen = 2

Zutaten:

- 80 g Haferflocken
- 500 ml Wasser oder Milch (für eine cremigere Version können Sie Milch oder eine Mischung aus Milch und Wasser verwenden)
- 1 mittelgroßer Apfel, geschält und gewürfelt
- 1 Teelöffel Zimtpulver
- 1 Esslöffel Honig oder Ahornsirup (optional, zum Süßen)
- Eine Prise Salz

Verfahren:

1. In einem mittelgroßen Kochtopf Wasser oder Milch mit einer Prise Salz zum Kochen bringen.
2. Die Haferflocken hinzufügen und die Hitze reduzieren. 5-10 Minuten kochen, dabei gelegentlich umrühren, bis die Haferflocken weich geworden sind und der Brei die gewünschte Konsistenz erreicht hat.
3. Die Apfelwürfel und den Zimt in den letzten 2-3 Minuten der Garzeit zum Brei geben.
4. Servieren Sie den Brei heiß und süßen Sie ihn nach Belieben mit Honig oder Ahornsirup.

Nährwerte (pro Portion, ohne Zusatz von Süßungsmitteln)

Kalorien: ca. 200 kcal Eiweiß: 5 g Fett: 3 g (davon gesättigt 0,5 g) Kohlenhydrate: 38 g (davon Zucker 10 g, aus Äpfeln) Ballaststoffe: 5 g Natrium: 100 mg

Tipps:

- Für eine knusprige Note können Sie beim Servieren Trockenfrüchte oder Samen (z. B. Walnüsse, Mandeln, Kürbiskerne) hinzufügen.
- Sie können den Apfel separat mit etwas Zimt und Honig/Ahornsirup kochen, um den Geschmack zu intensivieren, bevor Sie ihn zum Brei geben.
- Wenn Sie einen flüssigeren Brei bevorzugen, geben Sie während des Kochens mehr Flüssigkeit hinzu. Umgekehrt können Sie für einen dickeren Brei weniger Flüssigkeit verwenden oder den Brei ein paar Minuten länger kochen.

Griechischer Joghurt mit Walnüssen und Honig

- Vorbereitungszeit = 5 Minuten
- Portionen = 2

Zutaten:

- 250 g griechischer Joghurt (wählen Sie eine fettarme Version für eine leichtere Variante)
- 30 g Walnüsse, grob zerkleinert
- 2 Esslöffel Honig
- Eine Prise Zimt (optional)

Verfahren:

1. Den griechischen Joghurt auf zwei Schüsseln aufteilen.
2. Die gehackten Nüsse über den Joghurt in jeder Schale streuen.
3. Honig über den Joghurt und die Nüsse träufeln.
4. Jede Portion mit einer Prise Zimt bestreuen, um den Geschmack zu verfeinern (optional).

Nährwertangaben (pro Portion):

Kalorien: ca. 220 kcal Eiweiß: 12 g Fett: 10 g (davon gesättigt 2 g) Kohlenhydrate: 24 g (davon Zucker 22 g) Ballaststoffe: 1 g Natrium: 60 mg

Tipps:

- Für eine nahrhaftere Version und eine höhere Ballaststoffzufuhr fügen Sie gehacktes frisches Obst wie Erdbeeren, Blaubeeren oder Pfirsiche hinzu.
- Nüsse können durch andere Trockenfrüchte wie Mandeln, Pistazien oder Kürbiskerne ersetzt oder ergänzt werden, um den Geschmack und die Knusprigkeit zu variieren.
- Wenn Sie es besonders knusprig mögen, geben Sie vor dem Servieren einen Löffel Müsli auf den Joghurt.
- Für eine natürliche Süße und eine reichhaltigere Textur wählen Sie einen hochwertigen Honig, vielleicht von kleinen lokalen Erzeugern.

Vollkorn-Crepes mit Ricotta und Spinat

- Vorbereitungszeit = 30 Minuten
- Portionen = 4

Zutaten:

- Für die Crêpes:
    - 100 g Vollkornmehl
    - 2 Eier
    - 300 ml Milch
    - Eine Prise Salz
    - Olivenöl oder Butter zum Kochen
- 250 g Ricotta
- 200 g frischer oder gefrorener Spinat (falls gefroren, aufgetaut und gut ausgedrückt)
- Salz und Pfeffer nach Geschmack
- Muskatnuss (wahlweise)
- 50 g geriebener Parmesankäse (optional zum Überbacken)
- Für die Füllung:

Verfahren:

1. In einer Schüssel das Vollkornmehl, die Eier, die Milch und eine Prise Salz zu einem glatten, klumpenfreien Teig verrühren.
2. Eine antihaftbeschichtete Bratpfanne erhitzen und leicht mit Olivenöl oder Butter einfetten. Einen Schöpflöffel Teig hineingeben und die Pfanne schwenken, um ihn gleichmäßig zu verteilen. 1-2 Minuten pro Seite oder bis sie goldbraun sind, braten. Den Vorgang wiederholen, bis der gesamte Teig aufgebraucht ist.
3. Für die Füllung den Spinat in einer Pfanne mit etwas Öl kochen, bis er welk ist. Abkühlen lassen und auspressen, um überschüssiges Wasser zu entfernen. Den Spinat mit dem Ricotta mischen, mit Salz und Pfeffer würzen und nach Belieben etwas Muskatnuss hinzufügen.
4. Die Füllung aus Ricotta und Spinat auf den Crêpes verteilen, diese aufrollen oder zu einem Taschentuch falten.
5. (Optional) Die Crêpes in eine Auflaufform legen, mit geriebenem Parmesan bestreuen und im Ofen bei 200°C ca. 5-10 Minuten backen, bis die Oberfläche golden und knusprig ist.

Nährwertangaben (pro Portion, ohne Parmesan zum Überbacken)

Kalorien: ca. 300 kcal Eiweiß: 18 g Fett: 12 g (davon gesättigt 5 g) Kohlenhydrate: 32 g (davon Zucker 6 g) Ballaststoffe: 4 g Natrium: 250 mg

Home Müsli mit getrockneten Früchten

- Vorbereitungszeit = 15 Minuten
- Portionen = 8

Zutaten:

- 300 g Hafervollkornflocken
- 100 g gemischte Nüsse (Walnüsse, Mandeln, Haselnüsse), grob zerkleinert
- 50 g gemischte Samen (Sonnenblumenkerne, Kürbiskerne, Leinsamen)
- 100 g getrocknete Früchte (Sultaninen, Aprikosen, Pflaumen), in Stücke geschnitten
- 2 Esslöffel Honig oder Ahornsirup
- 1 Teelöffel Zimtpulver
- Eine Prise Salz

Verfahren:

1. In einer großen Schüssel die Haferflocken mit den Trockenfrüchten, den Samen, dem Trockenobst, dem Zimt und der Prise Salz vermischen.
2. Honig oder Ahornsirup hinzugeben und gut mischen, um die Zutaten gleichmäßig zu verteilen. Wenn Sie ein knuspriges Müsli bevorzugen, können Sie die Haferflocken und Trockenfrüchte 10-15 Minuten bei 180 °C im Ofen rösten, bevor Sie sie mit den anderen Zutaten vermischen.
3. Lagern Sie das Müsli in einem luftdichten Behälter bei Zimmertemperatur bis zu einem Monat.

Nährwertangaben (pro Portion):

Kalorien: ca. 250 kcal Eiweiß: 7 g Fett: 9 g (davon gesättigt 1 g) Kohlenhydrate: 38 g (davon Zucker 15 g) Ballaststoffe: 6 g Natrium: 20 mg

Tipps:

- Fügen Sie Ihrem Müsli Zutaten Ihrer Wahl hinzu, z. B. getrocknete Kokosnüsse, gehackte Schokolade (vorzugsweise Zartbitter) oder andere Samen und Trockenfrüchte.
- Servieren Sie das Müsli mit Joghurt oder Milch für ein nahrhaftes und sättigendes Frühstück.
- Für eine glutenfreie Version sollten Sie unbedingt zertifizierte glutenfreie Haferflocken verwenden.

Grießpudding mit Fruchtkompott

- Vorbereitungszeit = 30 Minuten
- Portionen = 4

Zutaten:

- Für den Grießpudding
    - 500 ml Milch
    - 100 g Grieß
    - 50 g Zucker
    - 1 Päckchen Vanillin oder 1 Teelöffel Vanilleextrakt
    - Eine Prise Salz

- Für das Fruchtkompott:
    - 300 g Obst Ihrer Wahl (Äpfel, Birnen, Pfirsiche, Aprikosen oder Beeren eignen sich gut)
    - 50 g Zucker (je nach Süße der Früchte anpassen)
    - Saft von 1/2 Zitrone
    - 100 ml Wasser

Verfahren:

1. Für den Grießpudding die Milch mit einer Prise Salz und dem Vanillin- oder Vanilleextrakt zum Kochen bringen. Den Grieß unter ständigem Rühren einstreuen, damit sich keine Klümpchen bilden.

2. Die Hitze reduzieren und unter häufigem Rühren weiterkochen, bis der Grieß eingedickt ist (etwa 10-15 Minuten). Den Zucker hinzufügen und rühren, bis er sich vollständig aufgelöst hat.

3. Den Grieß in einzelne, mit Wasser angefeuchtete Formen oder in eine große Schüssel füllen. Auf Zimmertemperatur abkühlen lassen und dann für mindestens 2 Stunden in den Kühlschrank stellen, bis er fest geworden ist.

4. Für das Obstkompott das Obst putzen und in Stücke schneiden. In einem Topf das Obst mit dem Zucker, dem Wasser und dem Zitronensaft bei mittlerer Hitze kochen, bis das Obst weich geworden ist und die Mischung leicht eindickt (etwa 15-20 Minuten).

5. Lassen Sie das Kompott abkühlen, bevor Sie es mit dem Grießpudding servieren.

Nährwertangaben (pro Portion):

Kalorien: ca. 300 kcal Eiweiß: 8 g Fett: 3 g (davon gesättigt 1,5 g) Kohlenhydrate: 60 g (davon Zucker 35 g) Ballaststoffe: 2 g Natrium: 100 mg

Smoothie-Schale mit Kiwi und Spinat

- Vorbereitungszeit = 10 Minuten
- Portionen = 2

Zutaten:

- 2 reife, geschälte und geschnittene Kiwis
- 1 reife Banane, in Stücke geschnitten und gefroren
- 1 Tasse frischer Spinat, gut gewaschen
- 1/2 Avocado, geschält und geschnitten
- 200 ml Kokosmilch (oder eine andere Pflanzenmilch Ihrer Wahl)
- 1 Esslöffel Chiasamen (optional, für zusätzliche Proteine und Omega-3-Fettsäuren)
- Belag: Kiwischeiben, Beeren, Chiasamen, Granola, Kokosraspeln, je nach Geschmack

Verfahren:

1. Kiwi, gefrorene Banane, Spinat, Avocado, Kokosnussmilch und Chiasamen (falls verwendet) in einen Hochleistungsmixer geben. Mit hoher Geschwindigkeit pürieren, bis die Masse glatt und cremig ist.
2. Die so entstandene Mischung in zwei Schüsseln geben.
3. Verzieren Sie die Oberfläche mit Belägen Ihrer Wahl, z. B. Kiwischeiben, Beeren, zusätzlichen Chiasamen, knusprigem Granola und Kokosraspeln für einen exotischen Touch.

Nährwertangaben (pro Portion, ohne Topping)

Kalorien: ca. 350 kcal Eiweiß: 5 g Fette: 20 g (davon gesättigt 10 g, hauptsächlich aus Avocado und Kokosmilch) Kohlenhydrate: 40 g (davon Zucker 20 g) Ballaststoffe: 10 g Natrium: 30 mg

Tipps:

- Durch das Einfrieren von Obst vor der Verwendung wird die Smoothie-Bowl cremiger, ohne dass Eis hinzugefügt werden muss, das den Geschmack verwässern kann.
- Der Zusatz von Avocado liefert nicht nur gesunde Fette, sondern macht den Smoothie auch besonders cremig.

Pfirsich, Ingwer und Kefir Smoothie

- Vorbereitungszeit = 5 Minuten
- Portionen = 2

Zutaten:

- 2 reife Pfirsiche, in Stücke geschnitten und vorzugsweise gefroren für eine cremigere Textur
- 500 ml Kefir (kann für eine dickere Version durch Naturjoghurt ersetzt werden)
- 1 cm frische, geschälte und geriebene Ingwerwurzel (oder nach persönlichem Geschmack)
- 1 Esslöffel Honig (optional, zum Süßen)
- Eine Prise Zimt (optional, zum Garnieren)

Verfahren:

1. Pfirsiche, Kefir, geriebenen Ingwer und Honig (falls verwendet) in einen Mixer geben.
2. Mit hoher Geschwindigkeit pürieren, bis die Masse glatt und cremig ist.
3. Abschmecken und gegebenenfalls die Süße durch Zugabe von mehr Honig anpassen.
4. Den Smoothie in Gläser füllen und nach Belieben mit einer Prise Zimt garnieren.

Nährwertangaben (pro Portion, ohne Honig und Zimt)

Kalorien: ca. 180 kcal Eiweiß: 8 g Fette: 4 g (davon gesättigt 2,5 g, hauptsächlich aus Kefir) Kohlenhydrate: 30 g (davon Zucker 28 g, natürlich in Pfirsichen und Kefir enthalten) Ballaststoffe: 3 g Natrium: 90 mg

Tipps:

- Die Verwendung von gefrorenen Pfirsichen kühlt den Smoothie nicht nur, sondern verleiht ihm auch eine dickere, cremigere Konsistenz.
- Frischer Ingwer sorgt für eine würzige, gesundheitsfördernde Note; passen Sie die Menge je nach persönlicher Vorliebe an.
- Kefir ist eine hervorragende Quelle für Probiotika, die zur Verbesserung der Verdauungsgesundheit beitragen können. Wählen Sie einen Kefir von guter Qualität, um die Vorteile zu maximieren.

Vollkorntoast mit Avocadocreme und pochiertem Ei

- Vorbereitungszeit = 15 Minuten
- Portionen = 2

Zutaten:

- 2 Scheiben Vollkornbrot
- 1 reife Avocado
- 2 frische Eier
- Saft von 1/2 Zitrone
- Salz und Pfeffer nach Geschmack
- Natives Olivenöl extra (optional, zum Würzen)
- Chiliflocken (optional, für eine pikante Note)
- Gehackter Schnittlauch oder andere frische Kräuter (zum Garnieren)

Verfahren:

1. Die Avocado halbieren, den Stein entfernen und das Fruchtfleisch in einer Schüssel aushöhlen. Mit einer Gabel cremig zerdrücken, dann mit Zitronensaft, Salz und Pfeffer abschmecken.
2. Einen Topf mit Wasser zum Kochen bringen. Reduzieren Sie die Hitze auf ein leichtes Kochen. Ein Ei in eine Tasse aufschlagen und dann vorsichtig in das Wasser gleiten lassen. Ein Ei etwa 3-4 Minuten lang kochen, bis das Eigelb noch weich ist. Den Vorgang mit dem anderen Ei wiederholen.
3. Toasten Sie die Brotscheiben, bis sie goldbraun und knusprig sind.
4. Die Avocadocreme auf die getoasteten Brotscheiben streichen.
5. Die pochierten Eier mit Hilfe eines Schaumlöffels vorsichtig aus dem Wasser heben, abtropfen lassen und auf die Avocadocreme legen.
6. Vor dem Servieren mit einem Spritzer nativem Olivenöl extra, Salz, Pfeffer, Chiliflocken und gehackten frischen Kräutern würzen.

Nährwertangaben (pro Portion):

Kalorien: ca. 400 kcal Eiweiß: 14 g Fette: 27 g (davon gesättigt 5 g) Kohlenhydrate: 29 g (davon Zucker 3 g) Ballaststoffe: 9 g Natrium: 300 mg

Tipps:

- Um das pochierte Ei perfekt zu kochen, geben Sie einen Teelöffel Essig in das Kochwasser, damit das Eiweiß schneller gerinnt.

Hirsebrei mit getrockneten Aprikosen

- Vorbereitungszeit = 20 Minuten
- Portionen = 2

Zutaten:

- 100 g Hirse
- 500 ml Wasser oder Milch (für eine cremigere Version)
- 100 g getrocknete Aprikosen, in Stücke geschnitten
- 1 Esslöffel Honig oder Ahornsirup (optional, zum Süßen)
- Eine Prise Zimt (optional, zum Würzen)
- Eine Prise Salz

Verfahren:

1. Die Hirse in einem feinmaschigen Sieb unter fließendem Wasser gut abspülen.
2. In einem mittelgroßen Kochtopf das Wasser oder die Milch mit einer Prise Salz zum Kochen bringen. Die Hirse hinzugeben, die Hitze reduzieren und abdecken.
3. Etwa 15-20 Minuten kochen, bis die Hirse die Flüssigkeit aufgesogen hat und weich geworden ist. Gelegentlich umrühren, damit sie nicht am Boden der Pfanne festklebt.
4. Die gehackten getrockneten Aprikosen und den Honig oder Ahornsirup (falls verwendet) hinzufügen und gut vermischen.
5. Weitere 5 Minuten kochen lassen und bei Bedarf mehr Flüssigkeit hinzufügen, bis die gewünschte Konsistenz erreicht ist.
6. Heiß servieren und nach Belieben mit einer Prise Zimt bestreuen.

Nährwertangaben (pro Portion, ohne Honig/Ahornsirup)

Kalorien: ca. 350 kcal Eiweiß: 8 g Fette: 2 g (davon gesättigt 0 g) Kohlenhydrate: 75 g (davon Zucker 20 g, hauptsächlich aus Aprikosen) Ballaststoffe: 8 g Natrium: 100 mg

Tipps:

- Für einen zusätzlichen Hauch von Cremigkeit und Geschmack kann ein Stück Butter oder ein Esslöffel Mandel- oder Erdnussbutter vor dem Servieren in den Brei gegeben werden.

Energieriegel mit Kürbis und Sonnenblumenkernen

- Zubereitungszeit = 40 Minuten (einschließlich Kochzeit)
- Portionen = 12 Riegel

Zutaten:

- 200 g Kürbispüree (kann durch Backen des Kürbisses im Ofen und anschließendes Pürieren zu einer Creme zubereitet werden)
- 100 g Sonnenblumenkerne
- 100 g Haferflocken
- 50 g Honig oder Ahornsirup
- 50 g Kokosnussöl, geschmolzen
- 50 g getrocknete Aprikosen, gewürfelt
- 1 Teelöffel Zimtpulver
- 1/2 Teelöffel Muskatnuss
- Eine Prise Salz
- 50 g Mandel- oder Kokosnussmehl (für eine glutenfreie Version)

Verfahren:

1. Den Backofen auf 180°C vorheizen und ein Backblech mit Backpapier auslegen.
2. Kürbispüree, Sonnenblumenkerne, Haferflocken, Honig oder Ahornsirup, geschmolzenes Kokosöl, gehackte getrocknete Aprikosen, Zimt, Muskatnuss und Salz in einer großen Schüssel glatt rühren.
3. Das Mandel- oder Kokosmehl hinzufügen und rühren, bis die Masse dick genug ist, um sie in eine Backform zu drücken.
4. Die Masse in die vorbereitete Backform geben und mit einem Löffelrücken oder angefeuchteten Händen gleichmäßig andrücken, bis sie eine feste Schicht bildet.
5. Etwa 25-30 Minuten backen, bis die Riegel goldbraun sind und sich fest anfühlen.
6. Lassen Sie den Kuchen im Backblech vollständig abkühlen, bevor Sie ihn in Riegel schneiden.

Nährwertangaben (pro Riegel):

Kalorien: ca. 200 kcal Eiweiß: 4 g Fett: 12 g (davon gesättigt 5 g) Kohlenhydrate: 20 g (davon Zucker 10 g) Ballaststoffe: 3 g Natrium: 50 mg

Hafermuffins mit Heidelbeeren und Zitrone

- Zubereitungszeit = 35 Minuten (einschließlich Kochzeit)
- Portionen = 12 Muffins

Zutaten:

- 200 g Vollkornmehl
- 100 g Haferflocken
- 100 g brauner Zucker oder Ahornsirup
- 2 Teelöffel Backpulver
- 1/2 Teelöffel Backpulver
- Eine Prise Salz
- Geriebene Schale von 1 Zitrone
- 250 ml Milch (tierisch oder pflanzlich)
- 1 großes Ei
- 60 ml Samenöl (z. B. Sonnenblumen- oder Rapsöl)
- 1 Teelöffel Vanilleextrakt
- 200 g frische oder gefrorene Heidelbeeren
- Saft von 1 Zitrone

Verfahren:

1. Den Backofen auf 180°C vorheizen und ein Muffinblech mit Papierförmchen vorbereiten.
2. In einer großen Schüssel Vollkornmehl, Haferflocken, braunen Zucker, Backpulver, Natron, Salz und geriebene Zitronenschale vermischen.
3. In einer anderen Schüssel Milch, Ei, Kernöl, Vanilleextrakt und Zitronensaft glatt rühren.
4. Fügen Sie die feuchten Zutaten zu den trockenen Zutaten hinzu und mischen Sie gerade so viel, dass sie sich verbinden. Es ist wichtig, nicht zu viel zu mischen, um harte Muffins zu vermeiden.
5. Die Blaubeeren vorsichtig in die Mischung einarbeiten und dabei versuchen, sie gleichmäßig zu verteilen. Die vorbereiteten Förmchen zu etwa 3/4 mit der Mischung füllen.
6. 20-25 Minuten backen oder bis ein Zahnstocher in der Mitte eines Muffins sauber herauskommt.
7. Lassen Sie die Muffins einige Minuten in der Backform abkühlen und geben Sie sie dann zum vollständigen Abkühlen auf ein Gitterrost.

Nährwerte (pro Muffin, mit braunem Zucker): Kalorien: ca. 180 kcal Eiweiß: 4 g Fette: 6 g (davon gesättigt 1 g) Kohlenhydrate: 28 g (davon Zucker 12 g) Ballaststoffe: 3 g Natrium: 150 mg

Reismilch und Vanille-Chia-Pudding

- Zubereitungszeit = 5 Minuten + Ruhezeit
- Portionen = 2

Zutaten:

- 250 ml Reismilch
- 4 Esslöffel Chiasamen
- 1 Teelöffel Vanilleextrakt
- 1-2 Esslöffel Honig oder Ahornsirup (optional, zum Süßen)
- Frisches Obst zum Garnieren (Erdbeeren, Heidelbeeren, Himbeeren usw.)
- Eine Prise Zimt (optional, zum Garnieren)

Verfahren:

1. In einer mittelgroßen Schüssel die Reismilch, die Chiasamen, den Vanilleextrakt und den gewählten Süßstoff (falls verwendet) gut vermischen.
2. Die Schüssel mit Frischhaltefolie oder einem Deckel abdecken und mindestens 4 Stunden, am besten über Nacht, im Kühlschrank ruhen lassen. So können die Chiasamen die Milch aufsaugen und gelieren, wodurch die typische Puddingkonsistenz entsteht.
3. Vor dem Servieren den Pudding gut umrühren, um die Konsistenz zu prüfen. Ist er zu dickflüssig, kann etwas mehr Reismilch hinzugefügt werden, um die gewünschte Konsistenz zu erreichen.
4. Servieren Sie den Pudding in Gläsern oder Schüsseln und garnieren Sie ihn nach Belieben mit frischem Obst und einer Prise Zimt, um ihm eine besondere Note zu verleihen.

Nährwertangaben (pro Portion, ohne Honig/Apfelsirup und Toppings)

Kalorien: ca. 150 kcal Eiweiß: 4 g Fette: 9 g (davon gesättigt 0,9 g) Kohlenhydrate: 15 g (davon Zucker 0 g, ohne Süßstoffe und Obst) Ballaststoffe: 10 g Natrium: 45 mg

Tipps:

- Chia-Samen sind eine hervorragende Quelle für Omega-3-Fettsäuren, Ballaststoffe und Eiweiß. Dieser Pudding ist nicht nur lecker, sondern auch sehr nahrhaft.
- Sie können die Art der verwendeten Pflanzenmilch je nach persönlicher Vorliebe oder Verfügbarkeit variieren. Milcharten wie Mandel-, Kokos- oder Hafermilch können dem Pudding verschiedene Geschmacksrichtungen verleihen.

Dinkel-Crepes mit Pflaumenkompott

- Vorbereitungszeit = 30 Minuten
- Portionen = 4

Zutaten:

- Für die Crêpes:
    - 150 g Dinkelmehl
    - 2 große Eier
    - 300 ml Milch (pflanzlich oder tierisch)
    - Eine Prise Salz
    - 1 Esslöffel Samenöl oder geschmolzene Butter, plus extra zum Kochen
    - Wasser, falls erforderlich, um die gewünschte Konsistenz zu erreichen

- Für das Pflaumenkompott:
    - 400 g Pflaumen, entsteint und in Stücke geschnitten
    - 50-100 g Zucker (je nach Süße der Pflaumen und persönlicher Vorliebe)
    - Saft von 1/2 Zitrone
    - 1 Zimtstange oder 1 Teelöffel Zimtpulver (wahlweise)

Verfahren:

1. Für die Crêpes in einer großen Schüssel das Dinkelmehl mit den Eiern, der Milch und einer Prise Salz vermischen. Das Kernöl oder die geschmolzene Butter hinzufügen und verrühren, bis der Teig glatt ist. Ist der Teig zu dickflüssig, etwas Wasser hinzufügen, bis die gewünschte Konsistenz für Crepes erreicht ist.

2. Erhitzen Sie eine antihaftbeschichtete Pfanne bei mittlerer Hitze und fetten Sie sie leicht mit etwas Öl oder Butter ein. Einen Schöpflöffel Teig in die Pfanne geben und die Pfanne kippen, um den Teig gleichmäßig zu verteilen. Backen Sie den Crêpe, bis sich die Ränder zu lösen beginnen, drehen Sie ihn dann um und backen Sie ihn auf der anderen Seite. Den Vorgang mit dem Rest des Teigs wiederholen.

3. Für das Pflaumenkompott die Pflaumen, den Zucker, den Zitronensaft und den Zimt bei mittlerer Hitze in einen Kochtopf geben. Die Pflaumen müssen ihren Saft abgeben und der Zucker muss sich auflösen. Dann die Hitze reduzieren und köcheln lassen, bis die Pflaumen weich sind und das Kompott eingedickt ist, etwa 15-20 Minuten. Die Zimtstange, falls verwendet, entfernen. Servieren Sie die Crêpes warm, gefüllt oder mit dem Pflaumenkompott.

Sojajoghurt mit glutenfreiem Müsli und frischem Obst

- Vorbereitungszeit = 10 Minuten
- Portionen = 2

Zutaten:

- 250 g natürlicher Sojajoghurt
- 100 g glutenfreies Müsli (achten Sie darauf, dass es zertifiziert oder hausgemacht ist und natürlich glutenfreie Zutaten enthält, z. B. zertifizierten glutenfreien Hafer, Nüsse, Samen und Trockenfrüchte)
- Frisches Obst nach Wahl (z. B. Blaubeeren, geschnittene Erdbeeren, Mango- oder Bananenstücke)
- Honig oder Ahornsirup (optional, zum Süßen)

Verfahren:

1. Den Sojajoghurt auf zwei Schüsseln aufteilen.
2. Geben Sie eine großzügige Schicht glutenfreies Müsli auf jede Portion Joghurt.
3. Nach Belieben mit frischen Obststücken garnieren.
4. Falls gewünscht, mit etwas Honig oder Ahornsirup süßen.

Nährwertangaben (pro Portion, ohne Süßstoff)

Kalorien: ca. 300 kcal Eiweiß: 9 g Fett: 9 g (davon gesättigt 1,5 g) Kohlenhydrate: 45 g (davon Zucker 20 g, je nach verwendeter Frucht) Ballaststoffe: 5 g Natrium: 100 mg

Tipps:

- Für ein glutenfreies selbstgemachtes Müsli mischen Sie glutenfreie Haferflocken, gehackte Nüsse und Samen, etwas Öl und ein Süßungsmittel Ihrer Wahl (z. B. Honig oder Ahornsirup) und backen es im Ofen bei 180 °C, bis es goldbraun ist. Vor der Verwendung abkühlen lassen.
- Variieren Sie die Obstsorten je nach Jahreszeit, um mit neuen Geschmacksrichtungen und Texturen zu experimentieren und die Frische der Zutaten zu maximieren.

Süße gedämpfte Brötchen mit Reismehl und Marmelade

- Zubereitungszeit = 30 Minuten + Ruhezeit
- Portionen = 8 Sandwiches

Zutaten:

- 200 g Reismehl
- 50 g Zucker
- 1 Teelöffel glutenfreies Backpulver
- 200 ml Kokosnussmilch
- 1 Teelöffel Vanilleextrakt
- Eine Prise Salz
- Konfitüre Ihrer Wahl für die Füllung (Erdbeere, Aprikose, Himbeere usw.)

Verfahren:

1. In einer großen Schüssel das Reismehl mit dem Zucker, dem Backpulver und dem Salz vermischen.
2. Kokosmilch und Vanilleextrakt zur Mehlmischung geben und gut verrühren, bis der Teig glatt und homogen ist. Den Teig etwa 10 Minuten lang ruhen lassen.
3. Bereiten Sie einen Dampfgarer oder einen Topf mit Dämpfeinsatz vor, indem Sie ausreichend Wasser einfüllen und zum Kochen bringen.
4. Den Teig in 8 gleich große Portionen teilen. Jede Portion flach drücken und einen Teelöffel Marmelade in die Mitte geben. Den Teig um die Marmelade herum schließen und kleine Kugeln formen.
5. Legen Sie jedes Brötchen auf ein Stück Backpapier und dann in den Dampfkorb, wobei Sie zwischen den Brötchen etwas Platz lassen sollten, da sie sich während des Backens ausdehnen werden.
6. Etwa 15-20 Minuten dämpfen oder bis die Brötchen aufgeblasen sind und sich weich anfühlen.
7. Servieren Sie die Sandwiches warm oder bei Zimmertemperatur.

Nährwertangaben (pro Sandwich, ohne Marmelade)

Kalorien: ca. 150 kcal Eiweiß: 2 g Fett: 5 g (davon gesättigt 4 g, hauptsächlich aus Kokosmilch) Kohlenhydrate: 24 g (davon Zucker 6 g) Ballaststoffe: 1 g Natrium: 25 mg

Mittagessen

Quinoa-Salat mit Tomaten und Salatgurken

- Vorbereitungszeit = 25 Minuten
- Portionen = 4

Zutaten:

- 200 g Quinoa
- 400 ml Wasser
- 1 Teelöffel Salz
- 200 g Kirschtomaten, halbiert
- 1 große Salatgurke, gewürfelt
- 1 kleine rote Zwiebel, in feine Scheiben geschnitten
- Ein Bündel frische Petersilie, gehackt
- 2 Esslöffel natives Olivenöl extra
- Der Saft von 1 Zitrone
- Salz und schwarzer Pfeffer nach Geschmack
- Frische Minzblätter (optional, zum Garnieren)

Verfahren:

1. Spülen Sie die Quinoa unter fließendem Wasser in einem Sieb gut ab, bis das Wasser klar ist. Dieser Schritt ist wichtig, um Saponine zu entfernen, die die Quinoa bitter schmecken lassen könnten.

2. In einem Topf das Wasser zum Kochen bringen. Die Quinoa und einen Teelöffel Salz hinzufügen, die Hitze reduzieren und zugedeckt etwa 15 Minuten kochen lassen, bis das Wasser vollständig aufgesogen ist.

3. Die gekochte Quinoa in eine große Schüssel geben und auf Zimmertemperatur abkühlen lassen.

4. Kirschtomaten, Gurkenwürfel, geschnittene rote Zwiebeln und gehackte Petersilie zum Quinoa geben.

5. In einer kleinen Schüssel das native Olivenöl extra und den Zitronensaft mit einem Schneebesen oder einer Gabel emulgieren. Mit Salz und Pfeffer abschmecken.

6. Das Dressing über den Quinoa-Salat gießen und gut durchmischen, um sicherzustellen, dass alle Zutaten gleichmäßig gewürzt sind.

7. Den Salat vor dem Servieren mindestens 10 Minuten ruhen lassen, damit sich die Aromen verbinden können. Falls gewünscht, vor dem Servieren mit frischen Minzblättern garnieren.

Nährwertangaben (pro Portion) Kalorien: ca. 250 kcal Eiweiß: 8 g Fette: 10 g (davon gesättigt 1,5 g) Kohlenhydrate: 34 g (davon Zucker 3 g) Ballaststoffe: 5 g Natrium: 300 mg

Linsen- und Grünkohlsuppe

- Vorbereitungszeit = 45 Minuten
- Portionen = 4

Zutaten:

- 200 g Linsen (vorzugsweise grüne oder braune Linsen, damit sie beim Kochen fest werden)
- 1 Liter Gemüsebrühe
- 1 mittelgroße Zwiebel, fein gewürfelt
- 2 Möhren, gewürfelt
- 2 Stangen Staudensellerie, gewürfelt
- 2 Knoblauchzehen, gehackt
- 200 g Grünkohl (Kale), in Streifen geschnitten und ohne die harten Rippen
- 1 Dose geschälte Tomaten, zerdrückt
- 2 Esslöffel natives Olivenöl extra
- 1 Teelöffel Kreuzkümmelpulver
- 1 Teelöffel Korianderpulver
- Salz und schwarzer Pfeffer nach Geschmack
- Saft einer 1/2 Zitrone (fakultativ, um einen Hauch von Frische zu verleihen)
- Chiliflocken (optional, für diejenigen, die es scharf mögen)

Verfahren:

1. Die Linsen unter fließendem Wasser abspülen und beiseite stellen.
2. In einem großen Topf das native Olivenöl extra bei mittlerer Hitze erhitzen. Die Zwiebel, die Karotten und den Sellerie hinzufügen. Braten, bis die Zwiebel durchsichtig wird, etwa 5 Minuten. Knoblauch, Kreuzkümmel und Koriander hinzufügen und eine weitere Minute kochen, bis sie aromatisch sind.
3. Die Linsen, die Gemüsebrühe und die geschälten Tomaten in den Topf geben. Zum Kochen bringen, dann die Hitze reduzieren und zugedeckt etwa 25-30 Minuten köcheln lassen, bis die Linsen weich sind.
4. Den Grünkohl in die Suppe geben und weitere 5-10 Minuten kochen, bis er weich ist.
5. Mit Salz und Pfeffer abschmecken. Um der Suppe einen Hauch von Frische zu verleihen, den Saft einer halben Zitrone vor dem Servieren in die Suppe pressen.
6. Heiß servieren, mit etwas nativem Olivenöl extra und Chiliflocken für diejenigen, die eine scharfe Note wünschen.

Nährwertangaben (pro Portion) Kalorien: ca. 300 kcal Eiweiß: 18 g Fette: 5 g (davon gesättigt 1 g) Kohlenhydrate: 45 g (davon Zucker 6 g) Ballaststoffe: 15 g Natrium: 300 mg

Törtchen mit Hummus und knusprigem Gemüse

- Vorbereitungszeit = 20 Minuten
- Portionen = 4

Zutaten:

- 4 Scheiben Vollkorn- oder Roggenbrot, getoastet
- 200 g Hummus (kann zu Hause zubereitet werden oder eine fertige Version verwenden)
- 1 große Karotte, in dünne Stifte geschnitten
- 1 Salatgurke, in dünne Stifte geschnitten
- 1 rote Paprika, in dünne Streifen geschnitten
- Radieschen, in dünne Scheiben geschnitten (Menge nach Geschmack)
- Alfalfa-Sprossen oder Brokkoli (optional, zum Garnieren)
- Geröstete Sesamsamen (optional, zum Garnieren)
- Natives Olivenöl extra, Salz und Pfeffer (zum Würzen)

Verfahren:

1. Eine großzügige Schicht Hummus auf jede Toastscheibe streichen.
2. Die Karottenstifte, Gurken, Paprikastreifen und Radieschenscheiben auf dem Hummus anrichten und dabei versuchen, sie so zu verteilen, dass jedes Canapé reich an Farbe und Geschmack ist.
3. Garnieren Sie die Canapés mit Alfalfasprossen oder Brokkoli und bestreuen Sie sie mit geröstetem Sesam, um sie knusprig zu machen.
4. Vor dem Servieren leicht mit nativem Olivenöl extra, Salz und Pfeffer würzen.

Nährwertangaben (pro Portion, unter Berücksichtigung von fertigem Hummus)

Kalorien: ca. 250-300 kcal Eiweiß: 10 g Fett: 14 g (davon gesättigt 2 g, hauptsächlich vom Hummus) Kohlenhydrate: 27 g (davon Zucker 4 g) Ballaststoffe: 6 g Natrium: 300 mg

Tipps:

- Diese Canapés eignen sich perfekt als gesunder Snack, Vorspeise oder leichtes Mittagessen. Der Hummus liefert Eiweiß und Ballaststoffe, während das Gemüse für Frische und zusätzliche Nährstoffe sorgt.
- Zur Abwechslung können verschiedene Arten von Hummus (z. B. Chili, geröstete Paprika, Basilikum) verwendet werden, um das Geschmacksprofil der Canapés zu verändern.

Glutenfreie kalte Pasta mit Rucola-Pesto und Walnüssen

- Zubereitungszeit = 20 Minuten + Kühlzeit
- Portionen = 4

Zutaten:

- 400 g glutenfreie Nudeln (z. B. Fusilli oder Penne)
- 100 g Rucola, gewaschen und getrocknet
- 50 g Walnüsse, geröstet
- 50 g geriebener Parmesankäse
- 1 Knoblauchzehe
- 100 ml natives Olivenöl extra
- Saft von 1/2 Zitrone
- Salz und schwarzer Pfeffer nach Geschmack
- Kirschtomaten, halbiert, zum Garnieren
- Zusätzliche Walnüsse, geröstet und gehackt, zum Garnieren

Verfahren:

1. Die Nudeln in reichlich Salzwasser nach Packungsanweisung bissfest kochen. Abgießen und unter fließendem kaltem Wasser abkühlen, um das Kochen zu stoppen. In eine große Schüssel geben und mit etwas Öl würzen, damit sie nicht kleben.
2. In der Zwischenzeit das Rucola-Walnuss-Pesto zubereiten: Rucola, geröstete Walnüsse, Knoblauch, Parmesankäse, Zitronensaft, Salz und Pfeffer in einen Mixer oder eine Küchenmaschine geben. Das Olivenöl nach und nach hinzufügen und so lange mixen, bis die Masse glatt und homogen ist.
3. Das Pesto über die abgekühlten Nudeln gießen und gut vermischen, damit die Nudeln vollständig bedeckt sind.
4. Mit Salz und Pfeffer abschmecken, dann zugedeckt mindestens 1 Stunde in den Kühlschrank stellen, damit sich die Aromen gut verbinden können.
5. Vor dem Servieren die gehackten Kirschtomaten und eine Handvoll gehackter Walnüsse dazugeben, um die Knusprigkeit zu erhöhen.
6. Servieren Sie die Pasta kalt und garnieren Sie sie nach Belieben mit zusätzlichen Rucolablättern, um ihr eine frische Note zu verleihen.

Nährwertangaben (pro Portion):

Kalorien: ca. 600 kcal Eiweiß: 15 g Fette: 30 g (davon gesättigt 5 g) Kohlenhydrate: 70 g (davon Zucker 3 g) Ballaststoffe: 4 g Natrium: 200 mg

Dinkel mit gegrilltem Gemüse und Pesto

- Vorbereitungszeit = 40 Minuten
- Portionen = 4

Zutaten:

- 200 g Dinkel
- 1 Zucchini, in lange Scheiben geschnitten
- 1 Aubergine, in lange Scheiben geschnitten
- 1 rote Paprika, in Streifen geschnitten
- 1 gelbe Paprika, in Streifen geschnitten
- Natives Olivenöl extra q.b. zum Grillen und Würzen
- Salz und schwarzer Pfeffer nach Geschmack

Für das Pesto:

- 50 g frisches Basilikum
- 30 g geröstete Pinienkerne
- 50 g geriebener Parmesankäse
- 1 Knoblauchzehe
- 100 ml natives Olivenöl extra
- Salz nach Geschmack

Verfahren:

1. Den Dinkel in reichlich Salzwasser nach Packungsanweisung bissfest kochen. Abgießen und abkühlen lassen.

2. In der Zwischenzeit das Gemüse grillen. Die Zucchini-, Auberginen- und Paprikastreifen mit etwas Öl bepinseln und auf einer heißen Grillplatte oder einem Grill grillen, bis sie zart sind und schöne verkohlte Streifen bekommen haben. Nach Belieben mit Salz und Pfeffer würzen.

3. Für das Pesto das Basilikum, die Pinienkerne, den Parmesan, den Knoblauch und eine Prise Salz in einen Mixer geben. Nach und nach das Öl hinzufügen und mixen, bis eine glatte Sauce entsteht.

4. In einer großen Schüssel den abgekühlten Farro mit dem gegrillten Gemüse mischen. Das Pesto hinzufügen und vorsichtig umrühren, um alle Zutaten zu vermischen.

5. Servieren Sie das Gericht bei Zimmertemperatur oder leicht erwärmt, mit einem zusätzlichen Schuss nativem Olivenöl extra und nach Belieben mit Parmesankäse bestreut.

Nährwertangaben (pro Portion, ohne Gewürze)

Kalorien: ca. 500 kcal Eiweiß: 15 g Fette: 30 g (davon gesättigt 5 g) Kohlenhydrate: 45 g (davon Zucker 5 g) Ballaststoffe: 10 g Natrium: 300 mg

Gemüseminestrone mit Gerste

- Vorbereitungszeit = 40 Minuten
- Portionen = 6

Zutaten:

- 100 g Perlgraupen
- 1 mittelgroße Zwiebel, gewürfelt
- 2 Möhren, gewürfelt
- 2 Stangen Staudensellerie, gewürfelt
- 2 Zucchini, gewürfelt
- 200 g grüne Bohnen, in Stücke geschnitten
- 400 g geschälte Tomaten aus der Dose, zerdrückt
- 1 Liter Gemüsebrühe
- 1 Lorbeerblatt
- 2 Esslöffel natives Olivenöl extra
- Salz und schwarzer Pfeffer nach Geschmack
- Geriebener Parmesankäse, zum Servieren (optional)
- Frisches Basilikum, zum Garnieren (optional)

Verfahren:

1. Die Gerste unter fließendem kaltem Wasser abspülen und beiseite stellen.
2. In einem großen Kochtopf das native Olivenöl extra bei mittlerer Hitze erhitzen. Zwiebel, Karotten und Sellerie hinzufügen und braten, bis die Zwiebel glasig wird, etwa 5 Minuten.
3. Die Zucchini und die grünen Bohnen hinzufügen und weitere 5 Minuten kochen.
4. Die geschälten Tomaten, die Gerste, die Gemüsebrühe und das Lorbeerblatt hinzufügen. Zum Kochen bringen, dann die Hitze reduzieren und zugedeckt etwa 30 Minuten köcheln lassen, bis die Gerste und das Gemüse weich sind.
5. Das Lorbeerblatt entfernen und mit Salz und Pfeffer abschmecken.
6. Heiß servieren und nach Belieben mit geriebenem Parmesan und frischen Basilikumblättern bestreuen.

Nährwertangaben (pro Portion, ohne Parmesan)

Kalorien: ca. 200 kcal Eiweiß: 6 g Fette: 5 g (davon gesättigt 1 g) Kohlenhydrate: 35 g (davon Zucker 5 g) Ballaststoffe: 6 g Natrium: 300 mg (je nach verwendeter Brühe)

Tipps: Bewahren Sie Reste bis zu 3 Tage im Kühlschrank auf oder frieren Sie sie portionsweise ein, um eine gesunde und nahrhafte Mahlzeit zu erhalten.

Vollkornsandwiches mit Ziegenkäse und Spinat

- Vorbereitungszeit = 15 Minuten
- Portionen = 4

Zutaten:

- 8 Scheiben Vollkornbrot
- 200 g weicher Ziegenkäse
- 100 g frischer Spinat, gewaschen und getrocknet
- 1 kleine rote Zwiebel, in dünne Scheiben geschnitten
- Natives Olivenöl extra
- Salz und schwarzer Pfeffer nach Geschmack
- Honig (optional, zum Garnieren)

Verfahren:

1. Falls gewünscht, rösten Sie die Vollkornbrotscheiben im Toaster oder auf dem Grill leicht knusprig.
2. 4 Brotscheiben mit einer großzügigen Menge Ziegenkäse bestreichen.
3. Verteilen Sie den frischen Spinat und die roten Zwiebelscheiben gleichmäßig auf den Brotscheiben mit Käse.
4. Mit einem Spritzer nativem Olivenöl extra, Salz und Pfeffer abschmecken.
5. Wenn Sie eine süße Note hinzufügen möchten, garnieren Sie das Sandwich mit etwas Honig auf dem Spinat und den Zwiebeln, bevor Sie es schließen.
6. Mit den restlichen 4 Brotscheiben belegen und leicht andrücken, damit die Zutaten zusammenkleben.
7. Sofort servieren oder in Küchenpapier einwickeln, um ein nahrhaftes und schmackhaftes Lunchpaket zu erhalten.

Nährwertangaben (pro Portion, ohne Honig)

Kalorien: ca. 350 kcal Eiweiß: 15 g Fette: 18 g (davon gesättigt 7 g) Kohlenhydrate: 30 g (davon Zucker 4 g) Ballaststoffe: 5 g Natrium: 400 mg

Tipps:

- Diese Sandwiches sind äußerst vielseitig und können mit anderen Zutaten wie sonnengetrockneten Tomaten, Oliven aus der Dose oder Nüssen für zusätzlichen Geschmack und Textur angereichert werden.

Kuchen mit Süßkartoffeln und Spinat

- Vorbereitungszeit = 60 Minuten
- Portionen = 4

Zutaten:

- 500 g Süßkartoffeln, geschält und in dünne Scheiben geschnitten
- 200 g frischer Spinat, gewaschen und getrocknet
- 1 mittelgroße Zwiebel, in feine Scheiben geschnitten
- 2 Knoblauchzehen, gehackt
- 200 ml Kochsahne oder Kokosmilch für eine vegane Version
- 100 g geriebener Käse (z. B. Cheddar oder eine vegane Alternative)
- Natives Olivenöl extra
- Salz und schwarzer Pfeffer nach Geschmack
- Muskatnuss (wahlweise)
- Semmelbrösel (optional, für eine knusprige Kruste)

Verfahren:

1. Heizen Sie den Ofen auf 180 °C vor und fetten Sie ein Backblech oder eine Kuchenform leicht ein.
2. In einer großen Pfanne etwas Öl erhitzen und die Zwiebel und den Knoblauch glasig dünsten. Den Spinat hinzugeben und kochen, bis er einreduziert ist. Mit Salz, Pfeffer und einer Prise Muskatnuss würzen. Beiseite stellen.
3. In einem Topf die Kochsahne oder Kokosmilch zum Kochen bringen. Die Hitze reduzieren und die Hälfte des geriebenen Käses hinzufügen, bis er schmilzt und eine leicht dicke Soße entsteht. Mit Salz und Pfeffer abschmecken.
4. Mit einer gleichmäßigen Schicht Süßkartoffeln auf dem Boden der vorbereiteten Form beginnen. Mit ein wenig Salz und Pfeffer bestreuen.
5. Eine Schicht gekochten Spinat darauf verteilen und dann etwas von der Käsesauce darüber gießen.
6. Wiederholen Sie die Schichten, bis Sie keine Zutaten mehr haben, und schließen Sie mit einer Schicht Süßkartoffeln ab.
7. Falls gewünscht, die letzte Schicht mit dem restlichen geriebenen Käse und etwas Paniermehl bestreuen, damit die Kruste knuspriger wird.
8. Mit Backpapier abdecken und etwa 40 Minuten backen. Dann abdecken und weitere 10-15 Minuten backen, bis die Oberfläche golden und knusprig ist. Vor dem Servieren 10 Minuten ruhen lassen.

Couscous mit Gemüse und aromatischen Kräutern

- Vorbereitungszeit = 20 Minuten
- Portionen = 4

Zutaten:

- 250 g Couscous
- 250 ml kochende Gemüsebrühe
- 1 Zucchini, gewürfelt
- 1 rote Paprika, gewürfelt
- 1 Karotte, gewürfelt
- 1 kleine Zwiebel, gewürfelt
- 2 Knoblauchzehen, gehackt
- 100 g gefrorene Erbsen
- Ein Bündel frische Petersilie, gehackt
- Ein Bündel frischer Koriander, gehackt
- Der Saft von 1 Zitrone
- 3 Esslöffel natives Olivenöl extra
- Salz und schwarzer Pfeffer nach Geschmack
- Gerösteter Sesam oder Mandelsplitter (optional, zum Garnieren)

Verfahren:

1. Den Couscous in eine große Schüssel geben. Die kochende Gemüsebrühe dazugeben und 5-10 Minuten zugedeckt stehen lassen, bis die gesamte Flüssigkeit aufgesogen ist. Den Couscous mit einer Gabel zerdrücken.

2. In einer großen Bratpfanne 2 Esslöffel natives Olivenöl extra bei mittlerer Hitze erhitzen. Zwiebel und Knoblauch hinzugeben und braten, bis sie glasig sind.

3. Zucchini, Paprika, Karotten und Erbsen hinzufügen. Etwa 5-7 Minuten kochen, bis das Gemüse weich, aber noch knackig ist. Mit Salz und Pfeffer abschmecken.

4. Das gekochte Gemüse zu dem geschälten Couscous geben. Die gehackte Petersilie und den Koriander, den Zitronensaft und das restliche Olivenöl extra vergine hinzufügen. Gut mischen, um alle Zutaten zu verbinden.

5. Abschmecken und mit Salz, Pfeffer oder Zitronensaft nach Belieben anpassen.

6. Servieren Sie den Couscous mit geröstetem Sesam oder gehobelten Mandeln, um eine knusprige Note zu erhalten.

Nährwertangaben (pro Portion):

Kalorien: ca. 350 kcal Eiweiß: 10 g Fette: 10 g (davon gesättigt 1,5 g) Kohlenhydrate: 55 g (davon Zucker 5 g) Ballaststoffe: 6 g Natrium: 300 mg

Tiepida-Dinkelsalat mit gebratenem Gemüse und Tofu

- Vorbereitungszeit = 45 Minuten
- Portionen = 4

Zutaten:

- 200 g Dinkel
- 400 g fester Tofu, in Würfel geschnitten
- 1 große Zucchini, gewürfelt
- 1 rote Paprika, gewürfelt
- 1 kleine Aubergine, gewürfelt
- 1 rote Zwiebel, in Spalten geschnitten
- 2 Esslöffel natives Olivenöl extra, plus extra zum Würzen
- 1 Esslöffel Balsamico-Essig
- Salz und schwarzer Pfeffer nach Geschmack
- Ein Strauß Rucola, gewaschen und getrocknet
- Geröstete Kürbiskerne, zum Garnieren

Verfahren:

1. Den Backofen auf 200°C vorheizen. Zucchini, Paprika, Auberginen und Zwiebeln auf ein mit Backpapier ausgelegtes Backblech legen. Mit etwas Öl, Salz und Pfeffer würzen, umrühren, um das Gemüse gleichmäßig zu verteilen, und etwa 25-30 Minuten backen, bis es weich und leicht karamellisiert ist.
2. In der Zwischenzeit den Farro in reichlich Salzwasser nach den Anweisungen auf der Packung bissfest kochen. Abgießen und in eine große Schüssel geben.
3. In einer beschichteten Pfanne einen Esslöffel natives Olivenöl extra erhitzen und die Tofuwürfel von allen Seiten knusprig braten. Mit einer Prise Salz und Pfeffer würzen.
4. Das gebratene Gemüse und den Tofu zu dem Dinkel in der Schüssel geben. Mit zusätzlichem Öl, dem Balsamico-Essig, Salz und Pfeffer abschmecken und vorsichtig mischen.
5. Den Rucola hinzugeben und erneut mischen.
6. Servieren Sie den Salat warm und garnieren Sie ihn mit gerösteten Kürbiskernen für eine knusprige Note.

Nährwertangaben (pro Portion):

Kalorien: ca. 400 kcal Eiweiß: 20 g Fett: 15 g (davon gesättigt 2 g) Kohlenhydrate: 50 g (davon Zucker 5 g) Ballaststoffe: 12 g Natrium: 200 mg

Tomaten-Paprika-Gazpacho mit Croutons aus Vollkornbrot

- Zubereitungszeit = 20 Minuten + Kühlzeit
- Portionen = 4

Zutaten:

- Für die Gazpacho:
    - 6 reife, geschälte und in Stücke geschnittene Tomaten
    - 1 rote Paprikaschote, geputzt und gehackt
    - 1 Gurke, geschält und gewürfelt
    - 1 kleine Zwiebel, gewürfelt
    - 2 Knoblauchzehen, gehackt
    - 2 Esslöffel Rotweinessig
    - 4 Esslöffel natives Olivenöl extra
    - Salz und schwarzer Pfeffer nach Geschmack
    - 500 ml kaltes Wasser (optional, um die Konsistenz anzupassen)
- Für die Croutons:
    - 4 Scheiben Vollkornbrot
    - Natives Olivenöl extra
    - Knoblauch, gerieben (optional)

Verfahren:

1. Tomaten, rote Paprika, Gurken, Zwiebeln, Knoblauch, Rotweinessig und natives Olivenöl extra in einen Mixer oder eine Küchenmaschine geben. Pürieren, bis die Masse glatt ist.
2. Abschmecken und Salz und Pfeffer nach Belieben hinzufügen. Wenn die Gazpacho zu dickflüssig ist, ein wenig kaltes Wasser hinzufügen, um die gewünschte Konsistenz zu erreichen.
3. Die Gazpacho in eine große Schüssel füllen und mindestens 2 Stunden in den Kühlschrank stellen, bis sie gut gekühlt ist.
4. Die Croutons vorbereiten: Den Backofen auf 180°C vorheizen. Die Brotscheiben mit etwas nativem Olivenöl extra bestreichen und nach Belieben mit einer Knoblauchzehe leicht einreiben. Das Brot in Quadrate oder Dreiecke schneiden und auf ein Backblech legen.
5. Die Croutons im vorgeheizten Backofen 5-10 Minuten backen, bis sie knusprig und goldgelb sind. Das Gazpacho kalt servieren, dazu Vollkornbrotcroutons reichen.

Nährwertangaben (pro Portion, ohne Croutons)

Kalorien: ca. 180 kcal Eiweiß: 3 g Fett: 14 g (davon gesättigt 2 g) Kohlenhydrate: 12 g (davon Zucker 6 g) Ballaststoffe: 3 g Natrium: 10 mg

Rustikale Gemüse-Ricotta-Pastete

- Zubereitungszeit = 1 Stunde 10 Minuten
- Portionen = 6-8

Zutaten:

- 1 Rolle fertiger (oder selbstgemachter, wenn Sie es vorziehen) Brisée-Teig
- 250 g Ricotta
- 200 g frischer Spinat (oder gefroren und gut ausgedrückt)
- 1 Zucchini, gewürfelt
- 1 Karotte, gewürfelt
- 1 rote Paprika, gewürfelt
- 2 Eier
- 100 g geriebener Käse (Parmesan, Pecorino oder eine Mischung)
- Salz und schwarzer Pfeffer nach Geschmack
- Muskatnuss nach Geschmack
- Natives Olivenöl extra

Verfahren:

1. Den Backofen auf 180°C vorheizen. Den Brisée-Teig in einer zuvor gefetteten oder mit Backpapier ausgelegten Backform ausrollen, den Boden mit einer Gabel einstechen und etwa 10 Minuten vorbacken.
2. In einer Pfanne etwas Öl erhitzen und Zucchini, Karotte und Paprika kurz anbraten, bis sie gerade weich werden. Den Spinat hinzufügen und kochen, bis er verwelkt ist. Abkühlen lassen.
3. In einer Schüssel den Hüttenkäse mit den Eiern, dem geriebenen Käse, Salz, Pfeffer und einer geriebenen Muskatnuss vermischen. Das abgekühlte Gemüse dazugeben und gut vermischen.
4. Die Ricotta-Gemüse-Mischung auf den vorgebackenen Brisée-Teigboden gießen, mit einem Löffel glatt streichen und bei 180 °C etwa 40-45 Minuten backen, bis die Oberfläche goldbraun und der Teig knusprig ist.
5. Vor dem Schneiden und Servieren abkühlen lassen.

Nährwertangaben (pro Portion, basierend auf 8 Portionen)

Kalorien: ca. 300-350 kcal Eiweiß: 12 g Fett: 20 g (davon gesättigt 8 g) Kohlenhydrate: 20 g (davon Zucker 3 g) Ballaststoffe: 2 g Natrium: 400 mg

Tipps:

- Für eine leichtere Version können Sie einen selbstgemachten Brisée-Teig mit Vollkornmehl und Olivenöl anstelle von Butter verwenden.

Kohlrouladen mit Vollkornreis und Champignons

- Zubereitungszeit = 1 Stunde 30 Minuten
- Portionen = 4

Zutaten:

- 8 große Kohlblätter
- 150 g brauner Reis
- 300 g gemischte Pilze (Steinpilze, Champignons, Shiitake), gehackt
- 1 mittelgroße Zwiebel, fein gewürfelt
- 2 Knoblauchzehen, gehackt
- 400 ml Gemüsebrühe
- 2 Esslöffel natives Olivenöl extra
- Salz und schwarzer Pfeffer nach Geschmack
- 1 Esslöffel gehackte Petersilie (optional)
- 200 ml Tomatensauce

Verfahren:

1. Einen großen Topf mit Wasser zum Kochen bringen. Die Kohlblätter etwa 2-3 Minuten lang einweichen, bis sie weich und biegsam sind. Abgießen und auf einem Küchentuch zum Trocknen beiseite legen.
2. Den braunen Reis in kochendem Salzwasser nach Packungsanweisung bissfest kochen. Abgießen und abkühlen lassen.
3. In einer Bratpfanne 1 Esslöffel natives Olivenöl extra bei mittlerer Hitze erhitzen. Die Zwiebel und den Knoblauch hinzufügen und glasig dünsten. Die gehackten Pilze hinzugeben und etwa 5-10 Minuten braten, bis sie goldbraun sind. Die Pilzmischung in eine große Schüssel geben.
4. Den gekochten braunen Reis zu der Pilzmischung geben, mit Salz, Pfeffer und gehackter Petersilie würzen. Gut umrühren, damit sich die Zutaten verbinden.
5. Ein Kohlblatt nehmen, eine Portion der Reis-Pilz-Füllung in die Mitte geben, dann die Seiten des Blattes zur Mitte hin falten und aufrollen, um die Roulade zu schließen. Den Vorgang mit den anderen Blättern wiederholen.
6. Die Kohlrouladen in eine Auflaufform legen, mit der Tomatensauce übergießen und mit etwas Öl beträufeln. Mit Backpapier oder einem Deckel abdecken.
7. Im vorgeheizten Backofen bei 180°C etwa 40-45 Minuten backen. Die Brötchen mit der Kochsauce heiß servieren.

Nährwertangaben (pro Portion):

Kalorien: ca. 300 kcal Eiweiß: 8 g Fette: 10 g (davon gesättigt 1,5 g) Kohlenhydrate: 45 g (davon Zucker 6 g) Ballaststoffe: 6 g Natrium: 500 mg

Nudeln aus Buchweizenmehl mit Avocado und Basilikum-Pesto

- Vorbereitungszeit = 30 Minuten
- Portionen = 2

Zutaten:

- 200 g Nudeln mit Buchweizenmehl
- 1 reife Avocado
- Ein Strauß frisches Basilikum
- 2 Knoblauchzehen
- 30 g Pinienkerne (oder Mandeln/Nüsse als Alternative)
- 60 ml natives Olivenöl extra
- Der Saft von 1 Zitrone
- Salz und schwarzer Pfeffer nach Geschmack
- Nudelkochwasser, gerade so viel, dass die gewünschte Konsistenz erreicht wird
- Geriebener Parmesankäse oder Nährhefeflocken zum Servieren (optional)

Verfahren:

1. Die Nudeln in reichlich Salzwasser nach Packungsanweisung bissfest kochen. Vor dem Abgießen eine Tasse des Kochwassers aufheben.
2. In der Zwischenzeit das Pesto zubereiten: Avocado, Basilikumblätter, Knoblauchzehen, Pinienkerne, natives Olivenöl extra, Zitronensaft, Salz und Pfeffer in einen Mixer oder eine Küchenmaschine geben. So lange mixen, bis die Masse glatt und homogen ist. Falls erforderlich, etwas von dem Nudelkochwasser hinzufügen, um die gewünschte Konsistenz des Pestos zu erreichen.
3. Die Nudeln abgießen und in eine große Schüssel geben. Die Avocado und das Basilikum-Pesto hinzufügen und gut vermischen, bis die Nudeln vollständig mit der Sauce bedeckt sind.
4. Sofort servieren und mit geriebenem Parmesankäse oder Nährhefeflocken garnieren, um dem Gericht eine zusätzliche Note zu verleihen.
5.

Nährwertangaben (pro Portion, ohne Parmesankäse/Nahrungshefe)

Kalorien: ca. 600 kcal Eiweiß: 12 g Fett: 35 g (davon gesättigt 5 g) Kohlenhydrate: 60 g (davon Zucker 3 g) Ballaststoffe: 10 g Natrium: 100 mg

Gerste, Bohnen und Tomatensalat

- Vorbereitungszeit = 30 Minuten
- Portionen = 4

Zutaten:

- 200 g Perlgraupen
- 400 g Cannellini-Bohnen (bereits gekocht, gespült und abgetropft, falls in Dosen)
- 250 g Kirschtomaten, halbiert
- 1 kleine rote Zwiebel, in feine Scheiben geschnitten
- Ein Bund frisches Basilikum, gehackt
- 3 Esslöffel natives Olivenöl extra
- 1 Esslöffel Balsamico-Essig
- Salz und schwarzer Pfeffer nach Geschmack
- Saft von 1 Zitrone (optional, um einen Hauch von Frische zu verleihen)

Verfahren:

1. Die Gerste in reichlich Salzwasser nach Packungsanweisung bissfest kochen. Abgießen und abkühlen lassen.
2. In einer großen Schüssel die abgekühlte Gerste, die Cannellini-Bohnen, die Kirschtomaten, die in Scheiben geschnittenen roten Zwiebeln und das gehackte Basilikum vermengen.
3. In einer kleinen Schüssel das native Olivenöl extra mit dem Balsamico-Essig, Salz, Pfeffer und, falls gewünscht, Zitronensaft emulgieren. Dieses Dressing über den Salat gießen und gut vermischen, um sicherzustellen, dass alle Zutaten gleichmäßig gewürzt sind.
4. Lassen Sie den Salat vor dem Servieren mindestens 10 Minuten ruhen, damit sich die Aromen verbinden können.
5. Abschmecken und gegebenenfalls Salz, Pfeffer oder Essig nach persönlichem Geschmack anpassen.

Nährwertangaben (pro Portion):

Kalorien: ca. 350 kcal Eiweiß: 12 g Fett: 10 g (davon gesättigt 1,5 g) Kohlenhydrate: 50 g (davon Zucker 3 g) Ballaststoffe: 10 g Natrium: 100 mg

Tipps:

- Der Zusatz von Zitronensaft sorgt nicht nur für einen Hauch von Frische, sondern trägt auch dazu bei, die leuchtenden Farben der Zutaten zu erhalten.

Karottencreme mit Thymian und Knoblauchbrotcroutons

- Vorbereitungszeit = 45 Minuten
- Portionen = 4

Zutaten:

- 500 g Möhren, geschält und in Scheiben geschnitten
- 1 mittelgroße Zwiebel, gewürfelt
- 2 Knoblauchzehen, plus 1 Zehe für die Croutons
- 750 ml Gemüsebrühe
- 2 Zweige frischer Thymian, plus extra zum Garnieren
- 3 Esslöffel natives Olivenöl extra
- Salz und schwarzer Pfeffer nach Geschmack
- 4 Scheiben Vollkorn- oder Landbrot

Verfahren:

1. In einem großen Kochtopf 2 Esslöffel natives Olivenöl extra bei mittlerer Hitze erhitzen. Die gehackte Zwiebel und die zerdrückten Knoblauchzehen hinzugeben und anbraten, bis sie glasig sind.
2. Die Möhren, die Gemüsebrühe und die Thymianzweige hinzufügen. Zum Kochen bringen, dann die Hitze reduzieren und zugedeckt etwa 30 Minuten köcheln lassen, oder bis die Karotten weich sind.
3. In der Zwischenzeit die Knoblauchbrotcroutons zubereiten. Die Brotscheiben mit der restlichen Knoblauchzehe einreiben und dann leicht mit dem restlichen nativen Olivenöl extra bestreichen. Im Ofen bei 180 °C etwa 5-10 Minuten rösten, bis sie knusprig und goldgelb sind.
4. Die Thymianzweige aus dem Topf nehmen und die Suppe mit einem Stabmixer pürieren, bis sie glatt ist. Mit Salz und Pfeffer abschmecken.
5. Servieren Sie die Karottencremesuppe heiß, zusammen mit den Knoblauchbrotcroutons und garniert mit frischen Thymianblättern.

Nährwertangaben (pro Portion, ohne Croutons)

Kalorien: ca. 150 kcal Eiweiß: 2 g Fette: 7 g (davon gesättigt 1 g) Kohlenhydrate: 20 g (davon Zucker 9 g) Ballaststoffe: 5 g Natrium: 300 mg (je nach verwendeter Brühe)

Quinoa-Salat mit Gurken, Oliven und Feta-Käse

- Vorbereitungszeit = 30 Minuten
- Portionen = 2

Zutaten:

- 150 g Quinoa
- 300 ml Wasser
- 1 Teelöffel Salz
- 1 große Salatgurke, gewürfelt
- 100 g schwarze Oliven, entkernt und in Scheiben geschnitten
- 100 g Feta, zerkrümelt
- 1 kleine rote Zwiebel, in feine Scheiben geschnitten
- 2 Esslöffel natives Olivenöl extra
- Der Saft von 1 Zitrone
- 1 Handvoll frische Petersilie, gehackt
- Schwarzer Pfeffer nach Geschmack

Verfahren:

1. Die Quinoa unter fließendem Wasser gut abspülen, um den bitteren Geschmack zu entfernen. In einem Kochtopf Wasser mit einem Teelöffel Salz zum Kochen bringen. Die Quinoa hinzufügen, die Hitze reduzieren und zugedeckt etwa 15 Minuten kochen, bis das Wasser vollständig aufgesogen ist.
2. Die gekochte Quinoa in eine große Schüssel geben und auf Zimmertemperatur abkühlen lassen.
3. Die gewürfelte Gurke, die schwarzen Oliven, den zerbröckelten Feta, die in Scheiben geschnittene rote Zwiebel, die gehackte Petersilie, das native Olivenöl extra und den Zitronensaft zu der abgekühlten Quinoa geben. Vorsichtig mischen, um alle Zutaten zu vermengen.
4. Mit schwarzem Pfeffer abschmecken und bei Bedarf salzen.
5. Lassen Sie den Salat vor dem Servieren mindestens 10 Minuten ruhen, damit sich die Aromen verbinden können.

Nährwertangaben (pro Portion):

Kalorien: ca. 450 kcal Eiweiß: 15 g Fett: 25 g (davon gesättigt 7 g) Kohlenhydrate: 45 g (davon Zucker 5 g) Ballaststoffe: 8 g Natrium: 800 mg

Tipps:

- Er eignet sich perfekt für ein sommerliches Mittagessen, ein Picknick oder als kaltes Gericht für Buffets.

Vollkorn-Focaccia mit karamellisierten Zwiebeln und Rosmarin

- Zubereitungszeit = 2 Stunden 30 Minuten (einschließlich Aufgehzeit)
- Portionen = 8

Zutaten:

- 500 g Vollkornmehl
- 7 g Trockenbierhefe
- 300 ml lauwarmes Wasser
- 2 Teelöffel Salz
- 3 Esslöffel natives Olivenöl extra, plus extra zum Einfetten und Würzen
- 2 große Zwiebeln, in dünne Scheiben geschnitten
- 1 Esslöffel brauner Zucker
- Eine Prise Salz
- 2 Zweige frischer Rosmarin, gehackt
- Grobes Salz zum Garnieren

Verfahren:

1. In einer großen Schüssel das Weizenvollkornmehl mit der Trockenhefe vermischen. Das lauwarme Wasser, 2 Teelöffel Salz und 2 Esslöffel kaltgepresstes Olivenöl hinzufügen. Kneten, bis der Teig glatt ist. Die Schüssel mit einem feuchten Tuch abdecken und den Teig an einem warmen Ort etwa 1 Stunde und 30 Minuten gehen lassen, bis er sein Volumen verdoppelt hat.

2. In der Zwischenzeit in einer Bratpfanne 1 Esslöffel natives Olivenöl extra bei mittlerer Hitze erhitzen. Die in Scheiben geschnittenen Zwiebeln, den braunen Zucker und eine Prise Salz hinzufügen. Unter gelegentlichem Rühren kochen, bis die Zwiebeln weich und karamellisiert sind, etwa 15-20 Minuten. Beiseite stellen und abkühlen lassen.

3. Den Backofen auf 200°C vorheizen. Ein Backblech mit ein wenig Öl einfetten.

4. Den aufgegangenen Teig gleichmäßig auf dem vorbereiteten Backblech verteilen. Mit den Fingern kleine Vertiefungen auf der Oberfläche des Teigs formen.

5. Die karamellisierten Zwiebeln gleichmäßig auf dem Teig verteilen. Mit gehacktem Rosmarin und ein wenig grobem Salz bestreuen.

6. Lassen Sie den Teig weitere 30 Minuten gehen.

7. Etwa 20-25 Minuten backen, bis die Focaccia goldbraun und knusprig ist. Aus dem Ofen nehmen und vor dem Schneiden und Servieren etwas abkühlen lassen.

Nährwertangaben (pro Portion):

Kalorien: ca. 300 kcal Eiweiß: 8 g Fett: 7 g (davon gesättigt 1 g) Kohlenhydrate: 52 g (davon Zucker 3 g) Ballaststoffe: 8 g Natrium: 600 mg

Kalte Gurken-Joghurt-Suppe mit Minze

- Zubereitungszeit = 15 Minuten + Kühlzeit
- Portionen = 4

Zutaten:

- 500 g Gurken, geschält und gewürfelt
- 500 ml griechischer Naturjoghurt
- 2 Knoblauchzehen, fein gehackt
- 2 Esslöffel natives Olivenöl extra
- Der Saft von 1 Zitrone
- Salz und weißer Pfeffer nach Geschmack
- Ein kleiner Strauß frischer Minze, gehackt
- Kaltes Wasser, falls erforderlich, um die Konsistenz anzupassen

Verfahren:

1. Die gehackten Gurken, den griechischen Joghurt, den Knoblauch, das native Olivenöl extra, den Zitronensaft, das Salz und den Pfeffer in einen Mixer geben. Pürieren, bis die Masse glatt und homogen ist.
2. Wenn die Suppe zu dick ist, etwas kaltes Wasser hinzufügen, bis die gewünschte Konsistenz erreicht ist.
3. Die Suppe in eine große Schüssel füllen, abdecken und mindestens 2 Stunden im Kühlschrank kalt stellen.
4. Vor dem Servieren Salz und Pfeffer nach Bedarf anpassen und die gehackte frische Minze in die Suppe rühren.
5. Servieren Sie die Suppe kalt in einzelnen Schalen und garnieren Sie sie mit einem Spritzer nativem Olivenöl extra und frischen Minzblättern.

Nährwertangaben (pro Portion):

Kalorien: ca. 150 kcal Eiweiß: 8 g Fette: 8 g (davon gesättigt 2 g) Kohlenhydrate: 12 g (davon Zucker 6 g) Ballaststoffe: 1 g Natrium: 100 mg

Tipps:

- Diese Suppe eignet sich hervorragend für ein leichtes Sommermittagessen oder als erfrischende Vorspeise.
- Für eine schärfere Variante können Sie der Mischung vor dem Pürieren etwas gehackte Chilischoten oder Chilipulver hinzufügen.

Abendessen

Gebackener Lachs mit Fenchel und Orangen

- Vorbereitungszeit = 50 Minuten
- Portionen = 4

Zutaten:

- 4 Scheiben Lachs (je ca. 150-200 g)
- 2 große Fenchel, in dünne Scheiben geschnitten
- 2 Orangen, eine in dünne Scheiben geschnitten und die andere ausgepresst
- 2 Esslöffel natives Olivenöl extra
- Salz und schwarzer Pfeffer nach Geschmack
- Ein kleiner Strauß frischer Dill, gehackt (optional)

Verfahren:

1. Den Backofen auf 200°C vorheizen.
2. In einer Auflaufform die Fenchelscheiben in einer gleichmäßigen Schicht anordnen und mit den Orangenscheiben bedecken. Mit einem Esslöffel nativem Olivenöl extra beträufeln und mit Salz und Pfeffer würzen.
3. Die Lachsscheiben auf das Bett aus Fenchel und Orangen legen. Den Lachs mit Salz, Pfeffer und dem restlichen Öl würzen. Den gehackten Dill über den Lachs streuen, falls vorhanden.
4. Den Saft der restlichen Orange über den Lachs auspressen.
5. Das Backblech mit einem Blatt Backpapier abdecken und backen. Etwa 20-25 Minuten backen, oder bis der Lachs durchgebraten, aber innen noch feucht ist.
6. Den Lachs mit dem gekochten Fenchel und den Orangen heiß servieren.

Nährwertangaben (pro Portion):

Kalorien: ca. 350 kcal Eiweiß: 23 g Fette: 20 g (davon gesättigt 3 g) Kohlenhydrate: 15 g (davon Zucker 5 g) Ballaststoffe: 5 g Natrium: 200 mg

Tipps:

- Dieses Gericht eignet sich perfekt für ein leichtes, aber nahrhaftes Abendessen, dank der Kombination von hochwertigem Eiweiß aus dem Lachs und Ballaststoffen aus dem Fenchel.
- Der Zusatz von Orangen sorgt nicht nur für einen angenehmen Geschmackskontrast, sondern auch für eine Dosis Vitamin C.

Brathähnchen mit Kräutern der Provence

- Zubereitungszeit = 1 Stunde 30 Minuten
- Portionen = 4-6

Zutaten:

- 1 ganzes Huhn (ca. 1,5-2 kg)
- 2 Esslöffel provenzalische Kräuter (Mischung aus Thymian, Rosmarin, Majoran, Oregano)
- 4 Knoblauchzehen, zerdrückt
- 1 Zitrone, halbiert
- 50 ml natives Olivenöl extra
- Salz und schwarzer Pfeffer nach Geschmack
- 2 mittelgroße Zwiebeln, in Viertel geschnitten
- 3 Möhren, in Stifte geschnitten
- 2 Zweige frischer Rosmarin
- 250 ml Hühner- oder Gemüsebrühe

Verfahren:

1. Den Backofen auf 190°C vorheizen.
2. Das Huhn innen und außen mit Küchenpapier gut abtrocknen. Das Innere des Huhns mit Salz und Pfeffer einreiben. Den Hohlraum des Huhns mit den Knoblauchzehen, der aufgeschnittenen Zitrone und den Rosmarinzweigen füllen.
3. In einer kleinen Schüssel das native Olivenöl extra mit den provenzalischen Kräutern, Salz und Pfeffer vermischen. Mit dieser Mischung die Oberfläche des Hähnchens einreiben.
4. In einer Auflaufform die gehackten Zwiebeln und Karotten anordnen. Das Hähnchen auf das Gemüse legen. Die Brühe in die Auflaufform gießen.
5. Das Hähnchen im vorgeheizten Ofen ca. 1 Stunde und 20 Minuten braten, oder bis ein Thermometer an der dicksten Stelle des Schenkels eine Temperatur von 75°C anzeigt. Während des Bratens das Huhn alle 30 Minuten mit dem Bratensaft begießen, damit das Fleisch saftig bleibt.
6. Nach dem Garen das Huhn 10 Minuten außerhalb des Ofens ruhen lassen, bevor es aufgeschnitten wird. Das gebratene Hähnchen zusammen mit dem gebratenen Gemüse servieren und mit dem Bratensaft beträufeln.

Nährwertangaben (pro Portion, basierend auf 6 Portionen)

Kalorien: ca. 450 kcal Eiweiß: 35 g Fette: 30 g (davon gesättigt 7 g) Kohlenhydrate: 10 g (davon Zucker 4 g) Ballaststoffe: 2 g Natrium: 400 mg

Gebackene Auberginenrouladen mit Ricotta und Tomate

- Zubereitungszeit = 1 Stunde 10 Minuten
- Portionen = 4

Zutaten:

- 2 große Auberginen, der Länge nach in etwa 5 mm dicke Scheiben geschnitten
- 250 g Ricotta
- 100 g geriebener Parmesankäse
- 1 Ei
- Ein Bund frisches Basilikum, gehackt
- Salz und schwarzer Pfeffer nach Geschmack
- 400 ml Tomatenpüree
- 2 Knoblauchzehen, gehackt
- 2 Esslöffel natives Olivenöl extra, plus extra zum Einfetten der Auberginenscheiben
- 150 g Mozzarella, in Würfel geschnitten

Verfahren:

1. Den Backofen auf 200°C vorheizen. Die Auberginenscheiben auf ein oder zwei mit Backpapier ausgelegte Backbleche legen, beide Seiten mit nativem Olivenöl extra bestreichen und mit Salz würzen. 20-25 Minuten backen, bis sie weich und leicht gebräunt sind. Abkühlen lassen.
2. In einer Schüssel den Ricotta mit dem Ei, der Hälfte des Parmesans, dem gehackten Basilikum, Salz und Pfeffer glatt rühren.
3. In einer Pfanne den gehackten Knoblauch mit 2 Esslöffeln Öl etwa 1 Minute lang anbraten. Das Tomatenpüree und eine Prise Salz hinzugeben und bei mittlerer bis niedriger Hitze 10-15 Minuten kochen, bis die Sauce leicht eingedickt ist.
4. Auf jede Auberginenscheibe einen Löffel der Ricotta-Mischung geben, sie zu einer Roulade aufrollen und in ein mit etwas Öl eingefettetes Backblech legen.
5. Die Tomatensauce über die Auberginenröllchen gießen, die Mozzarellawürfel darauf verteilen und mit dem restlichen Parmesan bestreuen.
6. Bei 180°C 25-30 Minuten backen, bis die Oberfläche goldbraun und heiß ist. Vor dem Servieren ein paar Minuten ruhen lassen und mit frischen Basilikumblättern garnieren.

Nährwertangaben (pro Portion):

Kalorien: ca. 450 kcal Eiweiß: 25 g Fette: 30 g (davon gesättigt 15 g) Kohlenhydrate: 20 g (davon Zucker 10 g) Ballaststoffe: 5 g Natrium: 800 mg

Spargel und Feta-Omelett

- Vorbereitungszeit = 30 Minuten
- Portionen = 4

Zutaten:

- 8 große Eier
- 200 g Spargel, geputzt und in 3-4 cm lange Stücke geschnitten
- 100 g Feta, zerkrümelt
- 1 kleine rote Zwiebel, fein gehackt
- 2 Esslöffel Milch
- 2 Esslöffel natives Olivenöl extra
- Salz und schwarzer Pfeffer nach Geschmack
- Eine Prise Muskatnuss (optional)

Verfahren:

1. Heizen Sie den Ofen auf 180 °C vor, wenn Sie den Kuchen fertig backen möchten, um eine goldene, gleichmäßige Oberfläche zu erhalten.
2. In einer backofengeeigneten Pfanne mit Antihaftbeschichtung natives Olivenöl extra bei mittlerer Hitze erhitzen. Die gehackte Zwiebel hinzugeben und braten, bis sie glasig ist. Die Spargelstücke hinzugeben und etwa 5-7 Minuten kochen, bis sie anfangen, weich zu werden.
3. In einer Schüssel die Eier mit der Milch, dem Salz, dem Pfeffer und der Muskatnuss verquirlen. Gut umrühren, um sicherzustellen, dass die Gewürze gleichmäßig verteilt sind.
4. Die Eimischung in die Pfanne mit dem Spargel und den Zwiebeln gießen. Etwa 2 Minuten lang ohne Rühren kochen, dann den zerbröckelten Feta darüber streuen.
5. Bei mittlerer Hitze weitergaren, bis die Ränder anfangen, braun zu werden und das Ei an den Seiten gerinnt. An diesem Punkt können Sie die Pfanne mit einem Deckel abdecken und auf dem Herd fertig garen oder die Pfanne für etwa 5-10 Minuten in den vorgeheizten Backofen stellen, bis das Omelett vollständig fest und an der Oberfläche goldbraun ist.
6. Vor dem Anschneiden und Servieren einige Minuten abkühlen lassen.

Nährwertangaben (pro Portion):

Kalorien: ca. 250 kcal Eiweiß: 17 g Fett: 18 g (davon gesättigt 6 g) Kohlenhydrate: 5 g (davon Zucker 3 g) Ballaststoffe: 2 g Natrium: 450 mg

Wolfsbarschfilet in Kartoffelkruste

- Vorbereitungszeit = 45 Minuten
- Portionen = 4

Zutaten:

- 4 Wolfsbarschfilets (je ca. 150-200 g), ohne Haut
- 4 mittelgroße Kartoffeln, geschält
- 2 Esslöffel natives Olivenöl extra
- Salz und schwarzer Pfeffer nach Geschmack
- 1 Zweig frischer Rosmarin, fein gehackt
- 2 Knoblauchzehen, zerdrückt
- Saft von 1/2 Zitrone

Verfahren:

1. Den Backofen auf 200°C vorheizen.
2. Schneiden Sie die Kartoffeln mit einer Mandoline oder einem sehr scharfen Messer in sehr dünne, fast durchsichtige Scheiben.
3. In einer Schüssel die Kartoffelscheiben mit 1 Esslöffel nativem Olivenöl extra, gehacktem Rosmarin, zerdrücktem Knoblauch, Salz und Pfeffer vermischen. Darauf achten, dass jede Scheibe leicht gewürzt ist.
4. Die Kartoffelscheiben auf die Wolfsbarschfilets legen und dabei leicht überlappen, so dass eine "Kartoffelkruste" entsteht. Vorsichtig andrücken, damit die Kartoffeln am Fisch haften bleiben.
5. Die Wolfsbarschfilets auf ein mit Backpapier ausgelegtes Backblech legen. Mit dem Zitronensaft beträufeln und mit dem restlichen nativen Olivenöl extra beträufeln. Gegebenenfalls noch mit einer Prise Salz und Pfeffer würzen.
6. Die Wolfsbarschfilets etwa 20-25 Minuten backen, bis die Kartoffelkruste goldgelb und knusprig ist und der Fisch durchgebraten ist.
7. Sofort servieren und dazu eine Portion gedünstetes Gemüse oder einen frischen grünen Salat reichen.

Nährwertangaben (pro Portion):

Kalorien: ca. 350 kcal Eiweiß: 25 g Fette: 10 g (davon gesättigt 1,5 g) Kohlenhydrate: 40 g (davon Zucker 2 g) Ballaststoffe: 5 g Natrium: 200 mg

Blumenkohlschnitzel mit Parmesankäse

- Vorbereitungszeit = 45 Minuten
- Portionen = 4

Zutaten:

- 1 mittelgroßer Blumenkohl, in etwa 1-1,5 cm dicke Scheiben geschnitten
- 2 Eier, verquirlt
- 100 g Mehl
- 150 g Semmelbrösel
- 100 g geriebener Parmesankäse
- 1 Teelöffel Knoblauchpulver
- 1 Teelöffel Paprika
- Salz und schwarzer Pfeffer nach Geschmack
- Natives Olivenöl extra, zum Braten oder zum Einpinseln, wenn Sie sich für das Backen entscheiden

Verfahren:

1. Heizen Sie den Ofen auf 200°C vor, wenn Sie backen möchten. Ansonsten eine Pfanne mit reichlich Öl zum Braten vorbereiten.
2. In drei separaten Schüsseln das mit etwas Salz und Pfeffer gewürzte Mehl, die verquirlten Eier und die Mischung aus Paniermehl, Parmesan, Knoblauchpulver, Paprika, Salz und Pfeffer vorbereiten.
3. Die Blumenkohlscheiben zuerst in Mehl, dann in Ei und zum Schluss in die Paniermehl-Parmesan-Mischung tauchen, damit sie gut bedeckt sind.
4. Zum Backen: Die Blumenkohlschnitzel auf ein mit Backpapier ausgelegtes Backblech legen, mit etwas nativem Olivenöl extra bestreichen und ca. 20-25 Minuten backen, bis sie goldbraun und knusprig sind, dabei nach der Hälfte der Zeit wenden.
5. Zum Braten: Das Öl in einer Pfanne erhitzen und die Blumenkohlschnitzel darin von beiden Seiten goldbraun und knusprig braten. Auf Papiertüchern abtropfen lassen, um überschüssiges Öl zu entfernen.
6. Heiß servieren und mit einer Sauce nach Geschmack oder zusätzlichem Parmesan bestreuen.

Nährwertangaben (pro Portion, gebacken)

Kalorien: ca. 350 kcal Eiweiß: 20 g Fett: 12 g (davon gesättigt 4 g) Kohlenhydrate: 40 g (davon Zucker 5 g) Ballaststoffe: 6 g Natrium: 500 mg

Risotto mit Zitrone und Krabben

- Vorbereitungszeit = 40 Minuten
- Portionen = 4

Zutaten:

- 350 g Risottoreis (z. B. Arborio oder Carnaroli)
- 400 g geschälte und gesäuberte Garnelen
- 1 Liter Gemüse- oder Fischbrühe, warm gehalten
- 2 Zitronen (abgeriebene Schale und Saft)
- 1 kleine weiße Zwiebel, fein gehackt
- 2 Knoblauchzehen, gehackt
- 100 ml trockener Weißwein
- 4 Esslöffel natives Olivenöl extra
- 50 g Butter
- 100 g geriebener Parmesankäse
- Salz und schwarzer Pfeffer nach Geschmack
- Gehackte frische Petersilie, zum Garnieren

Verfahren:

1. In einer großen Bratpfanne die Hälfte des nativen Olivenöls extra bei mittlerer Hitze erhitzen. Die gehackte Zwiebel und den Knoblauch hinzugeben und anbraten, bis sie glasig sind.
2. Den Reis hinzugeben und einige Minuten rösten, bis er leicht transparent wird, dabei ständig umrühren.
3. Mit Weißwein ablöschen und diesen verdampfen lassen.
4. Unter ständigem Rühren schöpfkellenweise die heiße Brühe zugeben. Warten, bis die Flüssigkeit aufgesogen ist, bevor die nächste Kelle hinzugefügt wird.
5. Nach der Hälfte der Garzeit des Reises die Garnelen sowie Zitronenschale und -saft hinzugeben. Weiter kochen, bei Bedarf Brühe hinzufügen, bis der Reis bissfest und cremig ist, insgesamt etwa 18-20 Minuten.
6. Vom Herd nehmen und mit Butter und geriebenem Parmesankäse cremig rühren, mit Salz und Pfeffer abschmecken.
7. Servieren Sie das Risotto mit frisch gehackter Petersilie und, falls gewünscht, mit zusätzlicher Zitronenschale, um ihm einen Hauch von Frische zu verleihen.

Nährwertangaben (pro Portion):

Kalorien: ca. 600 kcal Eiweiß: 30 g Fette: 22 g (davon gesättigt 9 g) Kohlenhydrate: 65 g (davon Zucker 3 g) Ballaststoffe: 2 g Natrium: 800 mg

Rindergeschnetzeltes mit Rucola und Grana-Käse

- Vorbereitungszeit = 20 Minuten
- Portionen = 2

Zutaten:

- 400 g Rinderlende oder Flankensteak
- Grobes Salz und schwarzer Pfeffer nach Geschmack
- 2 Esslöffel natives Olivenöl extra
- 100 g Rucola, gewaschen und getrocknet
- 50 g Grana Padano oder Parmigiano Reggiano Flocken
- Saft von 1/2 Zitrone
- Balsamico-Essig, zum Garnieren (optional)

Verfahren:

1. Nehmen Sie das Fleisch mindestens 20 Minuten vor der Zubereitung aus dem Kühlschrank, damit es Zimmertemperatur annimmt.
2. Einen Grill oder eine Bratpfanne bei starker Hitze vorheizen, bis sie heiß sind.
3. Das Steak auf beiden Seiten großzügig mit grobem Salz und Pfeffer würzen.
4. Den Grill oder die Bratpfanne mit etwas nativem Olivenöl extra leicht einfetten und das Steak je nach Dicke des Fleisches und gewünschtem Gargrad (blutig, medium oder gut durch) etwa 3-4 Minuten pro Seite braten.
5. Sobald das Steak gar ist, legen Sie es auf ein Schneidebrett und lassen es einige Minuten ruhen. So kann sich der Saft im Inneren des Steaks verteilen und das Fleisch wird saftiger.
6. In der Zwischenzeit den gewaschenen und getrockneten Rucola auf einer Servierplatte anrichten.
7. Schneiden Sie das Steak in dünne Scheiben und legen Sie es auf das Rucolabett.
8. Die Tagliata und den Rucola mit Zitronensaft und etwas nativem Olivenöl extra würzen. Den Grana Padano oder Parmigiano Reggiano über das Fleisch streuen.
9. Wenn gewünscht, garnieren Sie das Gericht mit einem Spritzer Balsamico-Essig, um eine süß-saure Note hinzuzufügen. Sofort servieren.

Nährwertangaben (pro Portion):

Kalorien: ca. 600 kcal Eiweiß: 50 g Fette: 40 g (davon gesättigt 15 g) Kohlenhydrate: 2 g (davon Zucker 0 g) Ballaststoffe: 0 g Natrium: 600 mg

Glutenfreie Zucchini-Lasagne

- Zubereitungszeit = 1 Stunde 15 Minuten
- Portionen = 4

Zutaten:

- 4 große Zucchini, der Länge nach in dünne Scheiben geschnitten
- 500 g Ricotta
- 200 g frischer Spinat
- 1 Ei
- 200 g Tomatenpüree
- 150 g laktosefreier Mozzarella, in Scheiben geschnitten oder gerieben
- 50 g geriebener Parmesankäse (optional, für Laktoseintolerante)
- Salz und schwarzer Pfeffer nach Geschmack
- Natives Olivenöl extra zum Einfetten des Backblechs
- Muskatnuss nach Geschmack

Verfahren:

1. Den Backofen auf 180°C vorheizen.
2. Die Zucchinischeiben in einer beschichteten Pfanne auf beiden Seiten kurz anbraten, bis sie leicht weich sind. Auf Papiertüchern beiseite legen, um überschüssige Feuchtigkeit zu entfernen.
3. In einer Schüssel den Ricotta mit dem Ei, einer Prise Salz, Pfeffer und Muskatnuss vermischen. Den zuvor blanchierten und ausgedrückten Spinat hinzufügen.
4. Ein Backblech mit etwas nativem Olivenöl extra einfetten.
5. Eine Schicht Zucchinischeiben auf den Boden der Auflaufform legen, mit einem Teil der Ricotta-Spinat-Mischung bedecken, dann etwas Tomatenpüree und ein paar Scheiben Mozzarella. Die Schichten wiederholen, bis alle Zutaten aufgebraucht sind, und mit einer Schicht aus Tomatenmark und Mozzarella abschließen.
6. Die Oberfläche mit geriebenem Parmesankäse bestreuen, falls verwendet.
7. Das Backblech mit Alufolie abdecken und 30 Minuten lang backen. Die Alufolie entfernen und weitere 10-15 Minuten backen, bis die Oberfläche golden und knusprig ist. Vor dem Servieren 10 Minuten ruhen lassen.

Nährwertangaben (pro Portion, ohne Parmesan)

Kalorien: ca. 350 kcal Eiweiß: 22 g Fett: 20 g (davon gesättigt 10 g) Kohlenhydrate: 20 g (davon Zucker 8 g) Ballaststoffe: 4 g Natrium: 500 mg

Pizza mit Blumenkohlboden

- Vorbereitungszeit = 50 Minuten
- Portionen = 2-3

Zutaten:

- 1 mittelgroßer Blumenkohl (ca. 600-700 g), reisförmig zerkleinert
- 1 Ei
- 100 g geriebener Mozzarella-Käse (bei Bedarf auch eine laktosefreie Alternative)
- 2 Esslöffel geriebener Parmesankäse (optional, für diejenigen, die Laktose tolerieren)
- 1 Teelöffel getrockneter Oregano
- 1/2 Teelöffel Knoblauchpulver
- Salz und schwarzer Pfeffer nach Geschmack
- Tomatensauce, gerade so viel, dass sie bedeckt ist
- Belag nach Wahl: in Scheiben geschnittenes Gemüse, zusätzlicher Mozzarella, Fleisch- oder Gemüsealternativen, Oliven, usw.

Verfahren:

1. Den Backofen auf 220 °C vorheizen und ein mit Backpapier ausgelegtes Backblech vorbereiten.

2. Den zerkleinerten Blumenkohl in einer beschichteten Pfanne bei mittlerer Hitze 5-8 Minuten kochen, bis er trocken ist und leicht Farbe annimmt. Abkühlen lassen.

3. Den Blumenkohl auf ein sauberes Geschirrtuch geben und gut auswringen, um überschüssiges Wasser zu entfernen.

4. In einer Schüssel den ausgedrückten Blumenkohl, das Ei, den Mozzarella, den Parmesan (falls verwendet), den Oregano, das Knoblauchpulver, das Salz und den Pfeffer vermengen. Mischen, bis die Masse glatt ist.

5. Die Blumenkohlmischung auf dem ausgelegten Backblech zu einem dünnen Kreis oder Rechteck ausbreiten und dabei versuchen, eine gleichmäßige Dicke zu erreichen. 20-25 Minuten backen, oder bis den Boden goldbraun und an den Rändern knusprig ist.

6. Den Boden aus dem Ofen nehmen, die Tomatensauce und den gewünschten Belag darauf geben. Nach Belieben zusätzlichen Mozzarella-Käse auf dem Belag verteilen.

7. Weitere 10-15 Minuten backen, bis der Käse schmilzt und die Ränder der Pizza knusprig und golden sind. Vor dem Anschneiden und Servieren einige Minuten abkühlen lassen.

Gebackene Brasse mit mediterranem Gemüse

- Vorbereitungszeit = 40 Minuten
- Portionen = 2

Zutaten:

- 2 ganze Doraden (je ca. 300-400 g), ausgenommen und gesäubert
- 1 Zucchini, in Scheiben geschnitten
- 1 rote Paprika, in Streifen geschnitten
- 1 kleine Aubergine, gewürfelt
- 10 Kirschtomaten, halbiert
- 2 Knoblauchzehen, in dünne Scheiben geschnitten
- Ein paar Zweige frischen Thymians
- Natives Olivenöl extra
- Salz und schwarzer Pfeffer nach Geschmack
- Saft von 1 Zitrone
- Blatt Backpapier für die Cartocci

Verfahren:

1. Den Backofen auf 200°C vorheizen.
2. Zwei Bögen Backpapier vorbereiten, die groß genug sind, um jede Seebrasse mit dem Gemüse einzuwickeln.
3. In einer Schüssel das geschnittene Gemüse (Zucchini, Paprika, Auberginen, Kirschtomaten) mit dem Knoblauch, einem Schuss nativem Olivenöl extra, Salz, Pfeffer und frischem Thymian vermischen. Gut umrühren, um gleichmäßig zu würzen.
4. Jeweils die Hälfte des Gemüses in die Mitte eines Backpapierbogens legen. Auf jede Gemüseportion eine Seebrasse legen. Den Fisch innen und außen mit Salz, Pfeffer, einem Spritzer nativem Olivenöl extra und Zitronensaft würzen.
5. Das restliche Gemüse über den Fisch verteilen.
6. Verschließen Sie die Kartons, indem Sie die Ränder des Backpapiers so falten, dass sie gut verschlossen sind, und lassen Sie im Inneren etwas Platz, damit der Dampf zirkulieren kann.
7. Im vorgeheizten Ofen etwa 20-25 Minuten backen, je nach Größe der Dorade.
8. Sofort servieren, dabei die Cartocci öffnen (Vorsicht, heißer Dampf).

Nährwertangaben (pro Portion):

Kalorien: ca. 400-500 kcal Eiweiß: 40 g Fett: 20 g (davon gesättigt 3 g) Kohlenhydrate: 20 g (davon Zucker 10 g) Ballaststoffe: 5 g Natrium: 200 mg

Gebackene Forellenfilets mit Kartoffeln und Thymian

- Vorbereitungszeit = 50 Minuten
- Portionen = 4

Zutaten:

- 4 Forellenfilets (je ca. 150-200 g)
- 4 mittelgroße Kartoffeln, in dünne Scheiben geschnitten
- 4 Zweige frischer Thymian, plus extra zum Garnieren
- 2 Knoblauchzehen, in dünne Scheiben geschnitten
- Natives Olivenöl extra
- Salz und schwarzer Pfeffer nach Geschmack
- Saft von 1/2 Zitrone
- Zitronenscheiben zum Servieren

Verfahren:

1. Den Backofen auf 200°C vorheizen.
2. In einer Auflaufform die Kartoffelscheiben in einer gleichmäßigen Schicht anordnen. Mit Salz, Pfeffer, in Scheiben geschnittenem Knoblauch und einem Spritzer nativem Olivenöl extra würzen. Umrühren, um sicherzustellen, dass die Kartoffeln gut gewürzt sind.
3. Die Thymianzweige auf die Kartoffeln legen.
4. Die Forellenfilets auf das Bett aus Kartoffeln und Thymian legen. Die Filets mit Salz, Pfeffer, etwas Zitronensaft und einem weiteren Spritzer nativem Olivenöl extra würzen.
5. Das Backblech mit Backpapier oder Alufolie belegen und im vorgeheizten Backofen etwa 20 Minuten backen.
6. Den Deckel abnehmen und weitere 10-15 Minuten kochen, bis die Kartoffeln zart sind und die Forellenfilets gut durchgegart und gebräunt sind.
7. Die Forellenfilets und Kartoffeln mit Zitronenscheiben und frischen Thymianzweigen garniert servieren.

Nährwertangaben (pro Portion):

Kalorien: ca. 350 kcal Eiweiß: 25 g Fett: 15 g (davon gesättigt 2 g) Kohlenhydrate: 30 g (davon Zucker 2 g) Ballaststoffe: 4 g Natrium: 150 mg

Marinierte Hähnchenspieße mit Joghurt und Curry

- Zubereitungszeit = 1 Stunde 30 Minuten (einschließlich Marinierzeit)
- Portionen = 4

Zutaten:

- 600 g Hähnchenbrust, gewürfelt
- 200 g griechischer Naturjoghurt
- 2 Esslöffel Currypaste oder Currypulver
- 1 Teelöffel Kurkumapulver
- 2 Knoblauchzehen, fein gehackt
- 1 Stück frischer Ingwer (ca. 2 cm), gerieben
- Der Saft von 1 Zitrone
- Salz und schwarzer Pfeffer nach Geschmack
- Natives Olivenöl extra, zum Einpinseln
- Holzstäbchen für Spieße, 30 Minuten lang in Wasser eingeweicht, wenn sie aus Holz sind

Verfahren:

1. In einer großen Schüssel den griechischen Joghurt mit der Currypaste (oder dem Currypulver), Kurkuma, gehacktem Knoblauch, geriebenem Ingwer, Zitronensaft, Salz und Pfeffer glatt rühren.
2. Die Hähnchenbrustwürfel in die Marinade geben und gut vermischen, damit das Hähnchen vollständig bedeckt ist. Die Schüssel mit Frischhaltefolie abdecken und mindestens 1 Stunde oder bis zu 4 Stunden im Kühlschrank marinieren lassen, um die Aromen zu intensivieren.
3. Den Grill oder einen Küchengrill auf mittlere bis hohe Hitze vorheizen. Die marinierten Hähnchenwürfel auf Spieße stecken.
4. Den Grill mit etwas nativem Olivenöl extra einpinseln, damit die Spieße nicht kleben bleiben. Die Spieße etwa 10-15 Minuten lang grillen, dabei gelegentlich wenden, bis das Hähnchen gut durchgegart ist und eine schöne Kruste hat.
5. Servieren Sie die Spieße heiß, nach Wunsch mit frischem Salat, Basmatireis oder Naan.

Nährwertangaben (pro Portion):

Kalorien: ca. 300 kcal Eiweiß: 40 g Fette: 8 g (davon gesättigt 2 g) Kohlenhydrate: 10 g (davon Zucker 5 g) Ballaststoffe: 1 g Natrium: 200 mg

Tipps: Marinierte Hähnchenspieße mit Joghurt und Curry können auch im Backofen zubereitet werden. Legen Sie sie auf ein mit Backpapier ausgelegtes Backblech und backen Sie sie bei 200 °C etwa 20-25 Minuten lang, wobei Sie sie nach der Hälfte der Garzeit wenden, um eine gleichmäßige Bräunung zu gewährleisten.

Blumenkohlgratin mit Walnusssoße

- Vorbereitungszeit = 1 Stunde
- Portionen = 4

Zutaten:

- 1 großer Blumenkohl, in Röschen zerteilt
- 50 g Butter
- 50 g Mehl
- 500 ml Milch
- 100 g fein gehackte Walnüsse
- 100 g geriebener Parmesankäse
- Salz und schwarzer Pfeffer nach Geschmack
- Muskatnuss nach Geschmack
- Semmelbrösel zum Bestreuen
- Zusätzliche Butter zum Einfetten der Auflaufform

Verfahren:

1. Den Backofen auf 180°C vorheizen und eine Auflaufform mit etwas Butter einfetten.
2. Einen Topf mit Salzwasser zum Kochen bringen und die Blumenkohlröschen etwa 5-7 Minuten kochen, bis sie weich, aber noch knusprig sind. Abgießen und in die vorbereitete Auflaufform geben.
3. In einem Topf die Butter bei mittlerer Hitze schmelzen. Das Mehl hinzufügen und zu einer Mehlschwitze rühren. Etwa 2 Minuten unter ständigem Rühren kochen.
4. Nach und nach die Milch hinzugeben und dabei weiter rühren, damit sich keine Klumpen bilden. Die Sauce zum Kochen bringen, dann die Hitze reduzieren und unter gelegentlichem Rühren eindicken lassen.
5. Gehackte Walnüsse, ca. 75 g geriebenen Parmesankäse, Salz, Pfeffer und eine geriebene Muskatnuss in die Soße geben. Gut umrühren, bis der Käse vollständig geschmolzen ist.
6. Die Walnusssauce über die Blumenkohlröschen in der Auflaufform gießen.
7. Die Oberfläche mit dem restlichen Parmesan und einer großzügigen Menge Semmelbrösel bestreuen.
8. Etwa 25-30 Minuten backen, bis die Oberfläche golden und knusprig ist.
9. Heiß als Beilage oder vegetarisches Hauptgericht servieren.

Nährwertangaben (pro Portion):

Kalorien: ca. 450 kcal Eiweiß: 18 g Fette: 30 g (davon gesättigt 15 g) Kohlenhydrate: 30 g (davon Zucker 9 g) Ballaststoffe: 5 g Natrium: 500 mg

Kürbis-Risotto mit zerbröselten Makronen

- Vorbereitungszeit = 50 Minuten
- Portionen = 4

Zutaten:

- 350 g Risottoreis (z. B. Arborio oder Carnaroli)
- 400 g Kürbis, gewürfelt
- 1 Liter Gemüsebrühe, warm gehalten
- 1 kleine Zwiebel, fein gewürfelt
- 2 Knoblauchzehen, gehackt
- 100 ml trockener Weißwein
- 50 g Butter
- 100 g geriebener Parmesankäse
- 8-10 Makronen, grob zerkrümelt
- Salz und schwarzer Pfeffer nach Geschmack
- Natives Olivenöl extra
- Ein paar frische Salbeiblätter (optional)

Verfahren:

1. In einer großen Pfanne etwas natives Olivenöl extra erhitzen und die gehackte Zwiebel und den Knoblauch hinzufügen. Bei mittlerer Hitze braten, bis sie glasig sind.
2. Die Kürbiswürfel in die Pfanne geben und etwa 10 Minuten kochen, bis sie weich sind.
3. Den Reis hinzufügen und einige Minuten unter ständigem Rühren rösten, bis er glasig wird.
4. Mit Weißwein ablöschen und diesen verdampfen lassen.
5. Unter ständigem Rühren schöpfkellenweise die heiße Gemüsebrühe zugeben. Warten Sie, bis die Flüssigkeit fast vollständig aufgesogen ist, bevor Sie den nächsten Schöpflöffel hinzufügen.
6. Weiter kochen, bei Bedarf Brühe hinzufügen, bis der Reis bissfest ist und der Kürbis fast zerfällt, etwa 18-20 Minuten.
7. Die Pfanne vom Herd nehmen und die Sahne mit der Butter und dem geriebenen Parmesankäse vermengen. Mit Salz und Pfeffer würzen.
8. Servieren Sie das Risotto heiß und garnieren Sie jeden Teller mit zerbröselten Amaretti-Keksen und, falls gewünscht, mit ein paar frischen Salbeiblättern für eine aromatische Note.

Nährwertangaben (pro Portion):

Kalorien: ca. 500 kcal Eiweiß: 15 g Fette: 20 g (davon gesättigt 10 g) Kohlenhydrate: 65 g (davon Zucker 4 g) Ballaststoffe: 3 g Natrium: 700 mg

Padellata di Mare mit Venusmuscheln, Garnelen und Kirschtomaten

- Vorbereitungszeit = 40 Minuten
- Portionen = 4

Zutaten:

- 500 g Venusmuscheln, gesäubert und mindestens 30 Minuten lang in Salzwasser eingelegt
- 400 g Garnelen, geschält und gesäubert
- 250 g Kirschtomaten, halbiert
- 3 Knoblauchzehen, in dünne Scheiben geschnitten
- 1 rote Chilischote, gehackt (optional)
- 100 ml trockener Weißwein
- 4 Esslöffel natives Olivenöl extra
- Salz und schwarzer Pfeffer nach Geschmack
- Ein kleiner Strauß frischer Petersilie, gehackt
- Saft von 1 Zitrone

Verfahren:

1. Die Muscheln gut abspülen, um Sandreste zu entfernen. Sie aus dem Salzwasser abtropfen lassen.//
2. In einer großen Bratpfanne das native Olivenöl extra bei mittlerer Hitze erhitzen. Den in Scheiben geschnittenen Knoblauch und, falls verwendet, die gehackte Chilischote hinzufügen. Braten, bis der Knoblauch goldgelb wird, dabei darauf achten, dass er nicht verbrennt.
3. Die Kirschtomaten in die Pfanne geben und etwa 5 Minuten kochen, bis sie anfangen zu zerfallen.
4. Die Hitze erhöhen, die Muscheln hinzugeben und die Pfanne abdecken. Kochen, bis sich alle Venusmuscheln geöffnet haben. Die geschlossenen Muscheln wegwerfen, etwa 5-7 Minuten.
5. Die Garnelen in die Pfanne geben, mit Salz und Pfeffer würzen und weitere 3 bis 4 Minuten kochen, bis sie rosa und undurchsichtig sind.
6. Mit Weißwein ablöschen und den Alkohol einige Minuten lang verdampfen lassen. Die Meeresfrüchte mit Zitronensaft beträufeln und vor dem Servieren mit frisch gehackter Petersilie bestreuen.
7. Sofort servieren, mit knusprigen Brotscheiben oder auf einem Bett aus frischer Pasta.

Nährwertangaben (pro Portion):

Kalorien: ca. 350 kcal Eiweiß: 25 g Fette: 18 g (davon gesättigt 3 g) Kohlenhydrate: 10 g (davon Zucker 4 g) Ballaststoffe: 1 g Natrium: 500 mg

Veganer Linsen-Würstchen-Auflauf

- Vorbereitungszeit = 1 Stunde
- Portionen = 4

Zutaten:

- 200 g grüne Linsen, abgespült
- 4 vegane Würstchen, in Scheiben geschnitten
- 1 große Zwiebel, gewürfelt
- 2 Möhren, gewürfelt
- 2 Stangen Staudensellerie, in Stücke geschnitten
- 2 Knoblauchzehen, gehackt
- 400 g geschälte Tomaten aus der Dose, zerdrückt
- 1 Liter Gemüsebrühe
- 2 Lorbeerblätter
- 1 Teelöffel getrockneter Thymian
- Salz und schwarzer Pfeffer nach Geschmack
- Natives Olivenöl extra
- Gehackte frische Petersilie, zum Garnieren

Verfahren:

1. In einem großen Topf ein wenig natives Olivenöl extra bei mittlerer Hitze erhitzen. Zwiebel, Karotten, Sellerie und Knoblauch hinzufügen. Braten, bis das Gemüse weich ist, etwa 5-7 Minuten.
2. Die in Scheiben geschnittenen veganen Würstchen in die Kasserolle geben und ein paar Minuten kochen, bis sie leicht braun werden.
3. Die Linsen, die geschälten Tomaten, die Gemüsebrühe, die Lorbeerblätter und den getrockneten Thymian hinzufügen. Aufkochen lassen, dann die Hitze reduzieren und zugedeckt etwa 30-40 Minuten köcheln lassen, bis die Linsen weich sind.
4. Sollte sich die Flüssigkeit während des Kochens zu sehr reduzieren, fügen Sie etwas mehr Brühe oder Wasser hinzu, damit die Linsen feucht bleiben.
5. Sobald die Linsen gekocht sind, die Lorbeerblätter entfernen und mit Salz und Pfeffer abschmecken.
6. Servieren Sie den Auflauf heiß, garniert mit frisch gehackter Petersilie.

Nährwertangaben (pro Portion):

Kalorien: ca. 400 kcal Eiweiß: 25 g Fette: 10 g (davon gesättigt 1,5 g) Kohlenhydrate: 55 g (davon Zucker 10 g) Ballaststoffe: 15 g Natrium: 700 mg

Tipps: Vegane Würste können sich je nach Marke in Geschmack und Konsistenz stark unterscheiden; wählen Sie die, die Sie bevorzugen oder die mit den besten Bewertungen.

Gefüllte Paprika mit Quinoa und mediterranem Gemüse

- Vorbereitungszeit = 1 Stunde
- Portionen = 4

Zutaten:

- 4 große Paprikaschoten (wählen Sie rot, gelb oder grün für ein farbenfrohes Gericht)
- 150 g Quinoa, abgespült
- 300 ml Gemüsebrühe
- 1 kleine Zucchini, gewürfelt
- 1 kleine Aubergine, gewürfelt
- 10 Kirschtomaten, halbiert
- 1 kleine Zwiebel, fein gewürfelt
- 2 Knoblauchzehen, gehackt
- 100 g schwarze Oliven, entsteint und gehackt
- 2 Esslöffel Kapern, abgespült und gehackt
- 1 Handvoll frische Petersilie, gehackt
- 2 Esslöffel natives Olivenöl extra, plus extra zum Würzen
- Salz und schwarzer Pfeffer nach Geschmack
- 100 g zerbröckelter Feta oder zerbröckelter Tofu für eine vegane Version

Verfahren:

1. Den Backofen auf 190°C vorheizen.
2. Schneiden Sie die Köpfe der Paprikaschoten ab und entfernen Sie die Kerne und Membranen. Die Paprikaschoten auf ein mit Backpapier ausgelegtes Backblech legen.
3. In einem Topf die Gemüsebrühe zum Kochen bringen und die Quinoa zugedeckt etwa 15 Minuten kochen, bis sie weich ist und die gesamte Flüssigkeit aufgesogen hat. Leicht abkühlen lassen.
4. In einer Bratpfanne natives Olivenöl extra bei mittlerer Hitze erhitzen. Zwiebel und Knoblauch hinzugeben und braten, bis sie glasig sind. Zucchini und Aubergine hinzufügen und etwa 5-7 Minuten weich kochen.
5. In einer großen Schüssel die gekochte Quinoa mit dem gebratenen Gemüse, den Kirschtomaten, den Oliven, den Kapern und der Petersilie vermischen. Mit Salz und Pfeffer würzen.
6. Die Paprikaschoten mit der Quinoa-Gemüse-Mischung füllen. Mit dem zerbröckelten Feta oder Tofu bestreuen, falls verwendet.

7. Das Backblech mit Alufolie abdecken und etwa 30 Minuten backen. Die Alufolie entfernen und weitere 10-15 Minuten backen, bis die Paprikaschoten weich sind und die Füllung heiß ist.
8. Die gefüllten Paprikaschoten heiß mit etwas Olivenöl extra vergine servieren.

Samtige Erbsensuppe mit Roggencroutons

- Zubereitungszeit = 35 Minuten
- Portionen = 4

Zutaten:

- 500 g frische oder gefrorene Erbsen
- 1 mittelgroße Zwiebel, gewürfelt
- 2 Knoblauchzehen, gehackt
- 750 ml Gemüsebrühe
- 2 Esslöffel natives Olivenöl extra
- Salz und schwarzer Pfeffer nach Geschmack
- 100 ml Kochsahne oder Sojasahne für eine vegane Version
- 4 Scheiben Roggenbrot
- Frische Minzblätter zum Garnieren

Verfahren:

1. In einem großen Kochtopf das native Olivenöl extra bei mittlerer Hitze erhitzen. Die gehackte Zwiebel und den Knoblauch hinzufügen und etwa 3-5 Minuten glasig dünsten.
2. Die Erbsen hinzufügen und weitere 2-3 Minuten kochen, dabei gelegentlich umrühren.
3. Die Gemüsebrühe in den Topf gießen und zum Kochen bringen. Die Hitze reduzieren, abdecken und etwa 20 Minuten köcheln lassen, bis die Erbsen weich sind.
4. In der Zwischenzeit die Roggenbrotscheiben in einem Toaster oder unter dem Backofengrill knusprig rösten.
5. Sobald die Erbsen gekocht sind, den Topf vom Herd nehmen und einige Minuten abkühlen lassen. Dann den Inhalt mit einem Stabmixer oder in einem Küchenmixer pürieren, bis er glatt ist.
6. Die Velouté wieder auf den Herd stellen, die Sahne (oder Sojasahne) hinzugeben und einige Minuten lang erhitzen. Mit Salz und Pfeffer abschmecken.
7. Die Erbsensuppe heiß servieren, mit frischen Minzblättern garnieren und die Roggencroutons dazu reichen.

Nährwertangaben (pro Portion):

Kalorien: ca. 250 kcal Eiweiß: 8 g Fett: 10 g (davon gesättigt 2 g) Kohlenhydrate: 30 g (davon Zucker 8 g) Ballaststoffe: 8 g Natrium: 500 mg

Imbisse

Gebackene Grünkohlchips

- Vorbereitungszeit = 30 Minuten
- Portionen = 4

Zutaten:

- 200 g Grünkohlblätter, gewaschen und getrocknet
- 2 Esslöffel natives Olivenöl extra
- Salz und schwarzer Pfeffer nach Geschmack
- 1 Teelöffel geräucherter Paprika (optional)

Verfahren:

1. Den Backofen auf 150°C vorheizen. Ein Backblech mit Backpapier auslegen.
2. Entfernen Sie die harten Mittelrippen der Grünkohlblätter und reißen Sie sie in kleine bis mittelgroße Stücke.
3. In einer großen Schüssel den Grünkohl vorsichtig mit dem nativen Olivenöl extra vermischen und darauf achten, dass jedes Blatt leicht bedeckt ist.
4. Mit Salz, Pfeffer und ggf. geräuchertem Paprika würzen.
5. Legen Sie die Grünkohlblätter in einer einzigen Schicht auf das Backblech und achten Sie darauf, dass sie sich nicht überlappen, damit sie gleichmäßig garen.
6. Etwa 20-25 Minuten backen, bis die Grünkohlchips knusprig sind. Es ist ratsam, sie nach der Hälfte der Backzeit zu wenden, damit sie gleichmäßig austrocknen.
7. Lassen Sie die Grünkohlchips vor dem Servieren ein paar Minuten auf dem Backblech abkühlen. Wenn sie abkühlen, werden sie noch knuspriger.

Nährwertangaben (pro Portion):

Kalorien: ca. 80 kcal Eiweiß: 2 g Fett: 7 g (davon gesättigt 1 g) Kohlenhydrate: 4 g (davon Zucker 1 g) Ballaststoffe: 1 g Natrium: 200 mg

Tipps:
- Gebackene Grünkohlchips können neben Paprika mit verschiedenen Gewürzen wie Kreuzkümmel, Curry oder Knoblauchpulver aromatisiert werden, um den Geschmack zu variieren.

Bruschette mit Avocado und Kirschtomaten

- Vorbereitungszeit = 20 Minuten
- Portionen = 4

Zutaten:

- 1 Baguette, in etwa 1 cm dicke, schräge Scheiben geschnitten
- 2 reife Avocados
- 200 g Kirschtomaten, halbiert oder geviertelt
- 2 Knoblauchzehen, geschält
- Saft von 1 Zitrone
- Natives Olivenöl extra
- Salz und schwarzer Pfeffer nach Geschmack
- Frische Basilikumblätter zum Garnieren

Verfahren:

1. Heizen Sie den Backofengrill oder einen Küchengrill vor.
2. Die Baguettescheiben von beiden Seiten grillen, bis sie goldbraun und knusprig sind. Eine Seite jeder Scheibe leicht mit einer Knoblauchzehe einreiben, um sie zu würzen.
3. Die Avocados halbieren, den Stein entfernen und das Fruchtfleisch mit einem Löffel herausschaben. In einer Schüssel die Avocado mit einer Gabel zerdrücken, bis sie cremig, aber leicht grob ist.
4. Die pürierte Avocado mit Zitronensaft, Salz und Pfeffer würzen. Gut umrühren.
5. Jede getoastete Baguettescheibe mit einer großzügigen Schicht Avocado bestreichen.
6. Legen Sie einige Kirschtomaten auf die Scheiben und beträufeln Sie sie mit etwas nativem Olivenöl extra.
7. Die Bruschetta mit frischen, von Hand gehackten Basilikumblättern garnieren.

8. Sofort servieren, um die Knusprigkeit des Brotes im Kontrast zur Cremigkeit der Avocado zu genießen.

Nährwertangaben (pro Portion):

Kalorien: ca. 300 kcal Eiweiß: 5 g Fett: 20 g (davon gesättigt 3 g) Kohlenhydrate: 27 g (davon Zucker 4 g) Ballaststoffe: 7 g Natrium: 200 mg

<u>Gebackene Süßkartoffelkuchen mit Joghurtsoße</u>

- Vorbereitungszeit = 50 Minuten
- Portionen = 4

Zutaten:

- Für die Galettes:
    - 2 große Süßkartoffeln, geschält und gerieben
    - 1 kleine Zwiebel, gerieben
    - 2 Eier, leicht verquirlt
    - 2 Esslöffel Mehl (für eine glutenfreie Version, verwenden Sie Reis- oder Kichererbsenmehl)
    - Salz und schwarzer Pfeffer nach Geschmack
    - Natives Olivenöl extra zum Einfetten des Backblechs

- Für die Joghurtsauce:
    - 200 g griechischer Naturjoghurt
    - 1 Knoblauchzehe, fein gehackt
    - 1 Esslöffel Zitronensaft
    - 1 Esslöffel gehackter frischer Dill (oder Minze, zur Abwechslung)
    - Salz und weißer Pfeffer nach Geschmack

Verfahren:

1. Den Backofen auf 200°C vorheizen. Ein Backblech mit Backpapier auslegen und leicht mit nativem Olivenöl extra einfetten.
2. In einer großen Schüssel die geriebenen Süßkartoffeln, die Zwiebel, die Eier, das Mehl, das Salz und den Pfeffer zu einem glatten Teig verarbeiten.
3. Aus der Masse kleine Galettes formen und auf das vorbereitete Backblech legen.
4. Die Galettes leicht mit nativem Olivenöl extra bestreichen.
5. 20-25 Minuten backen, bis sie goldgelb und knusprig sind, dabei nach der Hälfte der Backzeit einmal wenden, damit sie gleichmäßig braun werden.

6. In der Zwischenzeit die Joghurtsauce zubereiten, indem Sie den griechischen Joghurt, den gehackten Knoblauch, den Zitronensaft, den Dill, das Salz und den Pfeffer in einer Schüssel vermischen.

7. Die Kekse noch heiß mit der Joghurtsauce servieren.

Nährwertangaben (pro Portion, einschließlich Sauce)

Kalorien: ca. 250 kcal Eiweiß: 8 g Fett: 10 g (davon gesättigt 2 g) Kohlenhydrate: 32 g (davon Zucker 8 g) Ballaststoffe: 4 g Natrium: 300 mg

Hafer-Bananen-Kekse ohne Zuckerzusatz

- Vorbereitungszeit = 30 Minuten
- Portionen = 12 Kekse

Zutaten:

- 2 reife Bananen, püriert
- 200 g Haferflocken
- 1 Teelöffel Vanilleextrakt
- 1/2 Teelöffel Zimtpulver
- Eine Prise Salz
- Optional zum Anreichern der Kekse: dunkle Schokoladensplitter, gehackte Nüsse, getrocknete Blaubeeren oder Kokosraspeln

Verfahren:

1. Den Backofen auf 180°C vorheizen und ein Backblech mit Backpapier auslegen.
2. In einer großen Schüssel die zerdrückten Bananen mit den Haferflocken mischen, bis sie glatt sind.
3. Vanilleextrakt, Zimt und eine Prise Salz hinzufügen. Gut umrühren.
4. Falls gewünscht, können Sie optionale Zutaten wie Schokoladensplitter, Nüsse, getrocknete Blaubeeren oder Kokosraspeln hinzufügen, um den Geschmack und die Konsistenz zu verbessern.
5. Mit einem Löffel Portionen des Teigs abstechen, zu Keksen formen und auf das vorbereitete Backblech legen. Die Kekse leicht zerdrücken, damit sie eine runde Form erhalten.
6. Im Ofen etwa 15-18 Minuten backen, bis die Kekse an den Rändern goldbraun sind.

7. Lassen Sie die Kekse einige Minuten auf dem Backblech abkühlen und geben Sie sie dann zum vollständigen Abkühlen auf ein Gitterrost.

Nährwertangaben (pro Keks, ohne optionale Zutaten)

Kalorien: ca. 70 kcal Eiweiß: 2 g Fett: 1 g (davon gesättigt 0,2 g) Kohlenhydrate: 14 g (davon Zucker 3 g, aus Bananen) Ballaststoffe: 2 g Natrium: 10 mg

Tipps:

- Lagern Sie die Kekse in einem luftdichten Behälter bei Raumtemperatur bis zu 3 Tage oder im Kühlschrank, um sie länger frisch zu halten.

Energiebälle aus Datteln, Mandeln und Kokosnuss

- Zubereitungszeit = 20 Minuten + Kühlzeit
- Portionen = 12-15 Bälle

Zutaten:

- 200 g Datteln, entkernt und 10 Minuten lang in heißem Wasser eingeweicht
- 100 g Mandeln
- 50 g getrocknete Kokosnuss, plus extra zum Rollen
- 1 Teelöffel Vanilleextrakt (wahlweise)
- Eine Prise Salz

Verfahren:

1. Die eingeweichten Datteln gut abtropfen lassen und zusammen mit den Mandeln, 50 g getrockneter Kokosnuss, Vanilleextrakt und einer Prise Salz in eine Küchenmaschine geben.
2. Mixen, bis die Masse glatt und klebrig ist. Wenn die Mischung zu trocken erscheint, einen Esslöffel Wasser hinzufügen, um die Zutaten zu binden.
3. Nehmen Sie kleine Portionen der Mischung und formen Sie mit den Händen kleine Kugeln.
4. Die Kugeln in der extra getrockneten Kokosnuss rollen, bis sie gleichmäßig bedeckt sind.
5. Die Energiebälle auf einen Teller oder in einen Behälter geben und vor dem Servieren mindestens 1 Stunde im Kühlschrank abkühlen lassen. So werden sie härter und behalten ihre Form.

Nährwertangaben (pro Kugel, wenn Sie 15 Stück herstellen)

Kalorien: ca. 100 kcal Eiweiß: 2 g Fett: 5 g (davon gesättigt 2 g) Kohlenhydrate: 12 g (davon Zucker 9 g) Ballaststoffe: 2 g Natrium: 20 mg

Tipps:

- Diese Energiebälle sind ein perfekter Snack für sofortige Energie, ideal vor oder nach dem Training oder als gesunder Snack während des Tages.
- Sie können die Zutaten variieren, indem Sie andere Arten von Nüssen oder Samen wie Walnüsse, Chiasamen oder Leinsamen hinzufügen, um einen anderen Nährwert zu erhalten.

Selbstgemachte Müsliriegel

- Zubereitungszeit = 45 Minuten (plus Kühlzeit)
- Portionen = 12 Riegel

Zutaten:

- 200 g Haferflocken
- 100 g grob gehackte Mandeln
- 50 g Sonnenblumenkerne
- 50 g Kürbiskerne
- 100 g Honig oder Ahornsirup für eine vegane Version
- 50 g Erdnuss- oder Mandelbutter
- 100 g gemischte Trockenfrüchte (Sultaninen, Cranberries, gehackte Aprikosen)
- 50 g dehydrierte Kokosnuss
- 1 Teelöffel Vanilleextrakt
- Eine Prise Salz

Verfahren:

1. Den Ofen auf 180°C vorheizen und ein rechteckiges Backblech (ca. 20x30 cm) mit Backpapier auslegen.
2. In einer großen Schüssel die Haferflocken, die gehackten Mandeln, die Sonnenblumenkerne, die Kürbiskerne und die getrocknete Kokosnuss mischen.
3. In einem kleinen Topf den Honig (oder Ahornsirup), die Erdnuss- (oder Mandel-) Butter, den Vanilleextrakt und eine Prise Salz bei schwacher Hitze erwärmen, bis die Mischung flüssig und glatt ist.
4. Die flüssige Mischung in die Schüssel mit den trockenen Zutaten gießen und gut vermischen, bis alle Zutaten gut bedeckt sind.
5. Die gemischten Trockenfrüchte hinzufügen und erneut mischen.

6. Die Masse in die vorbereitete Backform füllen und mit einem Löffelrücken oder nassen Händen gut andrücken, um sie gleichmäßig zu verdichten.
7. Etwa 25-30 Minuten backen, bis die Riegel goldbraun sind.
8. Lassen Sie den Kuchen im Backblech vollständig abkühlen, bevor Sie ihn in 12 Riegel schneiden.

Nährwertangaben (pro Riegel):

Kalorien: ca. 250 kcal Eiweiß: 6 g Fett: 12 g (davon gesättigt 3 g) Kohlenhydrate: 30 g (davon Zucker 15 g) Ballaststoffe: 4 g Natrium: 50 mg

Kichererbsenmehl-Cracker mit Guacamole

- Vorbereitungszeit = 50 Minuten
- Portionen = 4-6

Zutaten:

- Für Cracker:
    - 200 g Kichererbsenmehl
    - 60 ml Wasser
    - 2 Esslöffel natives Olivenöl extra
    - 1/2 Teelöffel Salz
    - 1/2 Teelöffel geräucherter Paprika
    - 1 Teelöffel getrockneter Rosmarin oder Thymian
-
- Für die Guacamole:
    - 2 reife Avocados
    - 1 kleine Tomate, entkernt und gewürfelt
    - 1/4 rote Zwiebel, fein gehackt
    - 1 Knoblauchzehe, fein gehackt
    - Der Saft von 1 Limette
    - Salz und schwarzer Pfeffer nach Geschmack
    - Gehackter frischer Koriander

Verfahren:

1. Den Backofen auf 180°C vorheizen und ein Backblech mit Backpapier auslegen.
2. In einer Schüssel das Kichererbsenmehl mit Salz, Paprika und Kräutern vermischen. Wasser und natives Olivenöl extra hinzufügen und mischen, bis eine homogene Mischung entsteht. Den Teig auf das mit Backpapier ausgelegte Backblech streichen und dabei versuchen, eine möglichst dünne Schicht zu erhalten.

3. Schneiden Sie den Teig mit einem Messer vorsichtig in Rechtecke oder Quadrate, damit sich die Cracker nach dem Backen leichter brechen lassen.
4. Etwa 20-30 Minuten backen, bis die Cracker goldgelb und knusprig sind.
5. Während die Cracker kochen, die Guacamole zubereiten, indem das Fruchtfleisch der Avocados in einer Schüssel püriert wird. Die Tomate, die Zwiebel, den Knoblauch, den Limettensaft, das Salz, den Pfeffer und, falls gewünscht, den Koriander hinzufügen. Gut mischen.
6. Nach dem Backen die Cracker abkühlen lassen, bevor sie entlang der vorgeformten Einschnitte gebrochen werden. Servieren Sie die Kichererbsenmehl-Cracker zusammen mit der frischen Guacamole.

Schinken-Melonen-Wirbel

- Vorbereitungszeit = 20 Minuten
- Portionen = 4-6

Zutaten:

- 1 reife Cantaloupe-Melone
- 200 g dünner Rohschinken (Prosciutto di Parma, San Daniele oder ähnlich)
- Zahnstocher oder kleine Spieße zum Befestigen

Verfahren:

1. Die Melone halbieren, die Kerne und die Schale entfernen. Dann die Melone in dünne Scheiben schneiden, wobei man versuchen sollte, lange, schmale Stücke zu erhalten, um das Rollen zu erleichtern.
2. Legen Sie eine Scheibe Prosciutto auf ein Schneidebrett. Einen Streifen Melone auf ein Ende des Schinkens legen.
3. Den Schinken vorsichtig um die Melone rollen, beginnend mit dem Ende mit der Melone, bis er einen Wirbel bildet.
4. Sichern Sie den Wirbel mit einem Zahnstocher oder einem kleinen Spieß, damit er geschlossen bleibt.
5. Wiederholen Sie den Vorgang mit dem restlichen Schinken und der Melone.
6. Die Girelle auf einer Servierplatte anrichten und sofort servieren oder bis zum Servieren abdecken und in den Kühlschrank stellen.

Nährwertangaben (pro Portion, basierend auf 5 Portionen)

Kalorien: ca. 120 kcal Eiweiß: 10 g Fett: 5 g (davon gesättigt 2 g) Kohlenhydrate: 8 g (davon Zucker 8 g) Ballaststoffe: 1 g Natrium: 760 mg

Tipps:

- Für eine elegantere Präsentation können Sie die Melone in Form von Kugeln verwenden, die Sie mit dem Melonenlöffel statt in Streifen schneiden.
- Diese Vorspeise ist perfekt für Sommertage und bietet einen köstlichen Kontrast zwischen der Süße der Melone und der Salzigkeit des Schinkens.

Joghurt-Erdbeer-Eis am Stiel

- Zubereitungszeit = 6 Stunden (einschließlich Gefrierzeit)
- Portionen = 6 Eis am Stiel

Zutaten:

- 250 g frische Erdbeeren, geputzt und halbiert
- 2 Esslöffel Honig oder Ahornsirup (je nach der Süße der Erdbeeren anpassen)
- 500 g griechischer Naturjoghurt oder Kokosnussjoghurt für eine vegane Version
- 1 Teelöffel Vanilleextrakt (wahlweise)

Verfahren:

1. Die Erdbeeren und den Honig oder Ahornsirup in einen Mixer geben. Pürieren, bis die Masse glatt ist.
2. In einer separaten Schüssel den Joghurt mit dem Vanilleextrakt (falls verwendet) vermischen.
3. Bereiten Sie die Eisförmchen vor, indem Sie zunächst eine Schicht Erdbeerpüree und dann eine Schicht Joghurt einfüllen. Die Schichten abwechselnd einfüllen, bis die Förmchen voll sind.
4. Mit einem Zahnstocher oder der Spitze eines Messers kreisförmige Muster in die Formen zeichnen, um einen marmorierten Effekt zu erzielen.
5. Legen Sie die Eisstiele in die Formen und stellen Sie sie für mindestens 6 Stunden in den Gefrierschrank, oder bis die Eisstiele vollständig fest geworden sind.

6. Zum Entformen die Formen kurz in heißes Wasser tauchen und dann die Stiele vorsichtig herausziehen.

Nährwertangaben (pro Eis am Stiel):

Kalorien: ca. 120 kcal Eiweiß: 8 g Fett: 0,5 g (davon gesättigt 0 g bei Verwendung von Kokosjoghurt) Kohlenhydrate: 20 g (davon Zucker 15 g, hauptsächlich aus Obst und Honig) Ballaststoffe: 1 g Natrium: 50 mg

Tipps: Diese Popsicles sind eine großartige Option für einen erfrischenden und gesunden Sommersnack, der auch für Kinder geeignet ist. Experimentieren Sie mit verschiedenen Obstsorten, um Geschmacksvariationen zu kreieren: Himbeeren, Blaubeeren oder Pfirsiche sind gute Ersatzprodukte für Erdbeeren.

Bananen-Walnuss-Muffins

- Vorbereitungszeit = 40 Minuten
- Portionen = 12 Muffins

Zutaten:

- 3 reife Bananen, püriert
- 100 g brauner Zucker
- 1 großes Ei, verquirlt
- 75 ml Pflanzenöl
- 200 g Mehl
- 1 Teelöffel Backpulver
- 1 Teelöffel Vanilleextrakt
- 1 Prise Salz
- 100 g gehackte Walnüsse

Verfahren:

1. Den Backofen auf 180°C vorheizen. Ein Muffinblech mit Papierförmchen auslegen oder leicht einfetten.
2. In einer großen Schüssel die zerdrückten Bananen mit dem braunen Zucker, dem geschlagenen Ei, dem Pflanzenöl und dem Vanilleextrakt glatt rühren.
3. In einer anderen Schüssel das Mehl, das Backpulver und das Salz sieben.
4. Die trockenen Zutaten in die Bananenmischung einarbeiten, dabei nur so lange rühren, bis sie sich gerade verbinden. Vermeiden Sie es, zu viel zu mischen.
5. Die gehackten Nüsse zu der Mischung geben und vorsichtig umrühren, um sie gleichmäßig zu verteilen.

6. Füllen Sie die Papierförmchen oder Muffinförmchen zu etwa 3/4 mit der Masse.
7. Im vorgeheizten Ofen etwa 20-25 Minuten backen, oder bis ein Zahnstocher in der Mitte eines Muffins sauber herauskommt.
8. Lassen Sie die Muffins 5 Minuten lang in der Backform abkühlen und geben Sie sie dann zum vollständigen Abkühlen auf ein Gitterrost.

Nährwertangaben (pro Muffin):

Kalorien: ca. 230 kcal Eiweiß: 3 g Fette: 10 g (davon gesättigt 1 g) Kohlenhydrate: 32 g (davon Zucker 15 g) Ballaststoffe: 2 g Natrium: 150 mg

Nachspeise

Hausgemachtes Bananeneis

- Zubereitungszeit = 5 Minuten + Gefrierzeit
- Portionen = 4

Zutaten:

- 4 reife, geschälte und in Scheiben geschnittene Bananen
- 2 Esslöffel Erdnussbutter (optional)
- 2 Esslöffel Honig oder Ahornsirup (wahlweise)
- 1 Teelöffel Vanilleextrakt (wahlweise)

Verfahren:

1. Die Bananenscheiben auf ein mit Backpapier ausgelegtes Blech legen, so dass sie sich nicht berühren. Mindestens 2 Stunden lang einfrieren, oder bis sie vollständig fest sind.
2. Die gefrorenen Bananen in einen Mixer oder eine leistungsstarke Küchenmaschine geben. Erdnussbutter, Honig oder Ahornsirup und ggf. Vanilleextrakt hinzufügen.
3. Pürieren, bis die Masse cremig und glatt ist, dabei gelegentlich anhalten, um die Seiten des Behälters abzukratzen, falls erforderlich.
4. Wenn das Eis zu dickflüssig oder schwer aufzuschlagen ist, geben Sie esslöffelweise etwas Mandelmilch oder Wasser hinzu, bis die gewünschte Konsistenz erreicht ist.

5. Das Eis kann sofort serviert werden, wenn es eine softe Konsistenz hat. Für eine festere Eiscreme in einen geeigneten Behälter umfüllen und weitere 1-2 Stunden einfrieren.
6. Servieren Sie das Bananeneis in Schalen oder Waffeln und garnieren Sie es nach Belieben mit gehackter Schokolade, Nüssen, frischem Obst oder zusätzlicher Erdnussbutter.

Nährwertangaben (pro Portion, ohne optionale Zutaten)

Kalorien: ca. 105 kcal Eiweiß: 1 g Fett: 0,3 g (davon gesättigt 0 g) Kohlenhydrate: 27 g (davon Zucker 14 g) Ballaststoffe: 3 g Natrium: 1 mg

Frisches Obst mit Mandelcreme

- Vorbereitungszeit = 15 Minuten
- Portionen = 4

Zutaten:

- Für die Mandelcreme:
    - 200 g geschälte Mandeln
    - 2 Esslöffel Honig oder Ahornsirup für eine vegane Version
    - 1 Teelöffel Vanilleextrakt
    - 60-120 ml Wasser (je nach gewünschter Konsistenz anpassen)
- Für Obst:
    - 2 Pfirsiche, in Spalten geschnitten
    - 2 Kiwis, geschält und in Scheiben geschnitten
    - 200 g Erdbeeren, halbiert
    - 1 Mango, gewürfelt
    - Andere Früchte nach Geschmack

Verfahren:

1. Für die Mandelcreme die geschälten Mandeln, Honig oder Ahornsirup und Vanilleextrakt in einen Mixer oder eine Küchenmaschine geben.
2. Beginnen Sie mit dem Mixen bei niedriger Geschwindigkeit und fügen Sie nach und nach Wasser hinzu, bis die Konsistenz einer glatten, streichfähigen

Creme erreicht ist. Die benötigte Wassermenge kann je nach persönlicher Vorliebe und der Leistung des Mixers variieren.

3. Die Mandelcreme in eine Schüssel geben und beiseite stellen.
4. Das geschnittene frische Obst auf einer großen Servierplatte oder in einzelnen Schalen anrichten.
5. Servieren Sie das frische Obst zusammen mit der Mandelsahne, wobei jeder die Sahne nach Belieben auf seine Portion Obst geben kann.

Nährwertangaben (pro Portion, nur mit Mandelcreme)

Kalorien: ca. 250 kcal Eiweiß: 6 g Fett: 20 g (davon gesättigt 1,5 g) Kohlenhydrate: 14 g (davon Zucker 9 g) Ballaststoffe: 4 g Natrium: 1 mg

Tipps: Die Mandelcreme kann in einem luftdichten Behälter im Kühlschrank 3-5 Tage aufbewahrt werden.

Apfel-Tarte Tatin

- Zubereitungszeit = 1 Stunde 30 Minuten (einschließlich Kochzeit)
- Portionen = 6-8

Zutaten:

- 6-8 Äpfel (Typ Golden Delicious oder Granny Smith), geschält, entkernt und in Viertel geschnitten
- 100 g Zucker
- 50 g Butter
- 1 Rolle fertiger Blätterteig, ausgerollt auf die Größe der Form
- 1 Teelöffel Zimtpulver (wahlweise)
- Saft von 1/2 Zitrone

Verfahren:

1. Den Backofen auf 190°C vorheizen.
2. In einer ofenfesten Pfanne (vorzugsweise eine Eisenpfanne oder eine Pfanne speziell für Tarte Tatin) die Butter bei mittlerer Hitze schmelzen und den Zucker hinzufügen. Kochen, bis der Zucker vollständig geschmolzen ist und zu karamellisieren beginnt, so dass er eine leichte Bernsteinfarbe annimmt.
3. Die Apfelviertel mit der Schnittseite nach unten in die Pfanne geben. Etwa 10 Minuten lang kochen, bis die Äpfel anfangen, weich zu werden. Währenddessen den Zitronensaft und ggf. den Zimt hinzugeben.
4. Die Äpfel ordentlich in der Pfanne verteilen, so dass sie den Boden vollständig bedecken. Vom Herd nehmen und leicht abkühlen lassen.

5. Die Äpfel mit dem Blätterteig bedecken, dabei die Ränder des Teigs in die Pfanne stecken. Einige kleine Schnitte in den Blätterteig machen, damit der Dampf während des Backens entweichen kann.
6. Etwa 25-30 Minuten backen, bis der Blätterteig golden und knusprig ist.
7. Lassen Sie die Tarte Tatin nach dem Backen einige Minuten abkühlen und stürzen Sie sie dann vorsichtig auf eine Servierplatte.
8. Warm oder bei Zimmertemperatur servieren, allein oder mit Schlagsahne oder Vanilleeis.

Nährwertangaben (pro Portion, basierend auf 8 Portionen)

Kalorien: ca. 300 kcal Eiweiß: 2 g Fette: 15 g (davon gesättigt 9 g) Kohlenhydrate: 40 g (davon Zucker 25 g) Ballaststoffe: 3 g Natrium: 150 mg

Mousse au Chocolat mit Avocado

- Zubereitungszeit = 15 Minuten + Kühlzeit
- Portionen = 4

Zutaten:

- 2 reife, geschälte und entsteinte Avocados
- 50 g hochwertiges Kakaopulver
- 80 ml Ahornsirup oder Honig (für eine vegane Version, verwenden Sie Ahornsirup)
- 60 ml Mandelmilch (oder eine andere Pflanzenmilch Ihrer Wahl)
- 1 Teelöffel Vanilleextrakt
- Eine Prise Salz

Verfahren:

1. Avocadomark, Kakaopulver, Ahornsirup oder Honig, Mandelmilch, Vanilleextrakt und Salz in einen Mixer oder eine Küchenmaschine geben.
2. Mit hoher Geschwindigkeit mixen, bis die Masse glatt und homogen ist. Gegebenenfalls die Seiten des Behälters abkratzen, um sicherzustellen, dass alle Zutaten gut vermischt sind.
3. Abschmecken und die Süße anpassen, ggf. mehr Ahornsirup oder Honig hinzufügen. Wenn die Mousse zu dick erscheint, etwas mehr Pflanzenmilch hinzufügen, bis die gewünschte Konsistenz erreicht ist.

4. Die Mousse in einzelne Schalen oder kleine Gläser verteilen und vor dem Servieren mindestens 1 Stunde in den Kühlschrank stellen, damit die Mousse fest wird und sich ihr Geschmack voll entfalten kann.

5. Servieren Sie die Mousse kalt und garnieren Sie sie nach Belieben mit frischen Früchten, gehackten Nüssen, Schokoladensplittern oder etwas Kakaopulver.

Nährwertangaben (pro Portion):

Kalorien: ca. 250 kcal Eiweiß: 4 g Fett: 15 g (davon gesättigt 2 g) Kohlenhydrate: 30 g (davon Zucker 15 g) Ballaststoffe: 8 g Natrium: 75 mg

Tipps:

- Diese Mousse au Chocolat mit Avocado ist eine gesunde Alternative zu herkömmlichen Desserts, da sie gute Fette und einen hohen Ballaststoffgehalt aufweist.

- Für eine geschmackliche Abwechslung können Sie eine Prise Zimt oder Chilipulver für eine pikante Note hinzufügen.

Vanille-Panna-Cotta mit Himbeersoße

- Zubereitungszeit = 4 Stunden 30 Minuten (einschließlich Kühlzeit)
- Portionen = 6

Zutaten:

- Für die Panna Cotta:
    - 500 ml frische Sahne
    - 100 g Zucker
    - 1 Vanilleschote, längs aufgeschnitten und das Mark ausgekratzt
    - 3 Blatt Gelatine (oder 1 Teelöffel Agar-Agar für eine pflanzliche Variante)
- Für die Himbeersauce:
    - 200 g frische oder gefrorene Himbeeren
    - 50 g Puderzucker
    - Saft von 1/2 Zitrone

Verfahren:

1. Für die Panna Cotta die Gelatineblätter etwa 10 Minuten lang in eine Schüssel mit kaltem Wasser legen, um sie aufzuweichen (wenn Sie Agar-Agar verwenden, ist dieser Schritt nicht notwendig).

2. In der Zwischenzeit in einem kleinen Topf die frische Sahne, den Zucker und das Vanillemark verrühren. Bei mittlerer Hitze unter Rühren erhitzen, bis sich der Zucker vollständig aufgelöst hat. Die Mischung nicht zum Kochen bringen.

3. Drücken Sie die Gelatineblätter aus, um überschüssiges Wasser zu entfernen, und geben Sie sie unter Rühren in die heiße Sahnemischung, bis sie sich vollständig aufgelöst hat. Wenn Sie Agar-Agar verwenden, geben Sie es direkt in die heiße Sahne und lassen es 1-2 Minuten köcheln.

4. Die Panna Cotta durch ein feines Sieb in 6 Förmchen oder Gläser gießen. Auf Zimmertemperatur abkühlen lassen, dann mit Frischhaltefolie abdecken und mindestens 3 Stunden in den Kühlschrank stellen.

5. Für die Himbeersauce die Himbeeren, den Puderzucker und den Zitronensaft in einen Mixer geben und glatt pürieren. Die Sauce durch ein Sieb streichen, um die Kerne zu entfernen. Vor dem Servieren die Förmchen kurz in heißes Wasser tauchen, damit sich die Panna Cotta leichter aus der Form löst, und dann auf Dessertteller stürzen.

6. Die Himbeersauce über die Panna Cotta gießen und sofort servieren.

Nährwertangaben (pro Portion):

Kalorien: ca. 350 kcal Eiweiß: 2 g Fette: 25 g (davon gesättigt 16 g) Kohlenhydrate: 30 g (davon Zucker 28 g) Ballaststoffe: 2 g Natrium: 50 mg

Kekse aus Mandelmehl

- Zubereitungszeit = 30 Minuten + Kühlzeit
- Portionen = 20 Kekse

Zutaten:

- 200 g Mandelmehl
- 100 g Puderzucker
- 1 Eiweiß
- 1 Teelöffel Vanilleextrakt
- Die abgeriebene Schale von 1 Zitrone (optional)
- Eine Prise Salz
- Puderzucker für die Dekoration (optional)

Verfahren:

1. Den Backofen auf 180°C vorheizen und ein Backblech mit Backpapier auslegen.

2. In einer Schüssel das Mandelmehl mit dem Puderzucker und einer Prise Salz vermischen.

3. Das Eiweiß, den Vanilleextrakt und die geriebene Zitronenschale zur Mehlmischung geben. Mischen, bis der Teig glatt und klebrig ist.

4. Nehmen Sie kleine Portionen des Teigs (etwa einen Esslöffel) und formen Sie sie zu Kugeln. Wenn der Teig zu klebrig ist, die Hände leicht mit Wasser anfeuchten, um die Arbeit zu erleichtern.

5. Legen Sie die Teigkugeln auf das vorbereitete Backblech, lassen Sie dabei etwas Platz zwischen den einzelnen Kugeln.
6. 10-12 Minuten backen, bis die Kekse an den Rändern leicht gebräunt, aber in der Mitte noch weich sind.
7. Lassen Sie die Kekse einige Minuten auf dem Backblech abkühlen und geben Sie sie dann zum vollständigen Abkühlen auf ein Gitterrost.
8. Nach dem Abkühlen die Kekse mit Puderzucker bestäuben, um sie süß und dekorativ zu gestalten.

Nährwertangaben (pro Keks)

Kalorien: ca. 80 kcal Eiweiß: 2 g Fett: 5 g (davon gesättigt 0,4 g) Kohlenhydrate: 6 g (davon Zucker 5 g) Ballaststoffe: 1 g Natrium: 10 mg

Tipps:

- Diese Kekse aus Mandelmehl eignen sich perfekt als Tee- oder Kaffeebeilage und sind eine hervorragende Alternative für alle, die sich glutenfrei ernähren.

Glutenfreier Karottenkuchen

- Zubereitungszeit = 1 Stunde 15 Minuten (einschließlich Kochzeit)
- Portionen = 8-10

Zutaten:

- 200 g Mandelmehl
- 50 g Kokosnussmehl
- 1 Teelöffel Backpulver
- 1/4 Teelöffel Salz
- 2 Teelöffel Zimtpulver
- 1/2 Teelöffel gemahlene Muskatnuss
- 4 große Eier
- 120 ml Kokosnussöl, geschmolzen und abgekühlt
- 150 g Kokosblütenzucker
- 1 Teelöffel Vanilleextrakt
- 300 g Möhren, geschält und fein gerieben
- 100 g gehackte Walnüsse (optional)
- 50 g Sultaninen (wahlweise)

Für die Glasur (optional)

- 200 g streichfähiger Käse, Raumtemperatur
- 50 g Butter, erweicht
- 100 g Puderzucker
- 1 Teelöffel Vanilleextrakt

Verfahren:

1. Den Backofen auf 180°C vorheizen. Eine runde Backform mit einem Durchmesser von 22-24 cm einfetten und bemehlen (mit Kokosmehl).
2. In einer großen Schüssel Mandel- und Kokosmehl, Backpulver, Salz, Zimt und Muskatnuss mischen.
3. In einer anderen Schüssel die Eier mit dem Kokosöl, dem Kokosblütenzucker und dem Vanilleextrakt glatt rühren. Die feuchten Mischungen zu den trockenen Zutaten geben und gut verrühren. Die geriebenen Karotten, Nüsse und Sultaninen (falls verwendet) hinzufügen und alles vermengen.
4. Die Mischung in die vorbereitete Backform geben und die Oberfläche glätten. Etwa 45-50 Minuten backen oder bis ein Zahnstocher in der Mitte des Kuchens sauber herauskommt.
5. Lassen Sie den Kuchen etwa 10 Minuten in der Form abkühlen und stellen Sie ihn dann zum vollständigen Abkühlen auf ein Gitterrost.

Für den Guss: Streichkäse, Butter, Puderzucker und Vanilleextrakt zu einer glatten, homogenen Masse verrühren. Den Guss auf den vollständig abgekühlten Kuchen streichen.

Leichtes Ricotta-Himbeer-Mousse

- Zubereitungszeit = 15 Minuten + Kühlzeit
- Portionen = 4

Zutaten:

- 250 g frischer Ricotta, gesiebt
- 150 g frische Himbeeren (einige zum Garnieren beiseite legen)
- 3 Esslöffel Honig oder Ahornsirup
- 1 Teelöffel Vanilleextrakt
- Schale von 1 Zitrone (optional)
- Frische Minze oder Minzblätter zur Dekoration

Verfahren:

1. Hüttenkäse, Himbeeren (einige für die Dekoration aufheben), Honig oder Ahornsirup, Vanilleextrakt und ggf. Zitronenschale in einen Mixer geben. Pürieren, bis die Masse glatt und cremig ist.
2. Abschmecken und die Süße je nach Geschmack anpassen, ggf. mehr Honig oder Ahornsirup hinzufügen.

3. Die entstandene Mousse in einzelne Tassen oder Gläser verteilen. Mit Frischhaltefolie abdecken und mindestens 1 Stunde oder bis zum Servieren in den Kühlschrank stellen.

4. Vor dem Servieren jede Tasse mit den beiseite gestellten frischen Himbeeren und einem Minze- oder Minzblatt garnieren.

5. Für den letzten Schliff können Sie leicht mit Puderzucker bestäuben oder eine Prise Zitronenschale hinzufügen.

Nährwertangaben (pro Portion):

Kalorien: ca. 200 kcal Eiweiß: 10 g Fette: 8 g (davon gesättigt 5 g) Kohlenhydrate: 24 g (davon Zucker 18 g) Ballaststoffe: 3 g Natrium: 100 mg

Tipps:

- Diese Mousse kann nach Belieben auch mit anderen Früchten wie Erdbeeren, Blaubeeren oder Pfirsichen zubereitet werden, um den Geschmack zu variieren.

- Für eine leichtere Version können Sie einen Teil des Hüttenkäses durch griechischen Joghurt ersetzen, um die Cremigkeit zu erhöhen und gleichzeitig einen niedrigen Fettgehalt beizubehalten.

Zitronen-Sorbet

- Zubereitungszeit = 30 Minuten + Gefrierzeit
- Portionen = 4-6

Zutaten:

- 250 ml frischer Zitronensaft (ca. 4-6 Zitronen, je nach Größe)
- Die abgeriebene Schale von 2 Zitronen
- 200 g Zucker
- 500 ml Wasser
- 1 Eiweiß (optional, macht das Sorbet weicher)

Verfahren:

1. In einem kleinen Topf das Wasser und den Zucker unter Rühren zum Kochen bringen, bis sich der Zucker vollständig aufgelöst hat und ein Sirup entsteht. Die geriebene Zitronenschale hinzufügen. Die Hitze reduzieren und etwa 5 Minuten köcheln lassen. Vom Herd nehmen und vollständig abkühlen lassen.

2. Sobald der Sirup kalt ist, die Zitronenschale abseihen und mit dem Zitronensaft mischen.

3. (Optional) In einer sauberen Schüssel das Eiweiß steif schlagen.

4. Den Eischnee vorsichtig in den Zitronensirup einarbeiten, dabei von unten nach oben rühren, damit möglichst viel Luft im Eischnee bleibt.
5. Gießen Sie die Mischung in eine Eismaschine und folgen Sie den Anweisungen des Herstellers zum Einfrieren. Wenn Sie keine Eismaschine haben, füllen Sie die Mischung in einen geeigneten Behälter und stellen Sie ihn in den Gefrierschrank.
6. Wenn Sie die Gefriermethode verwenden, ist es wichtig, das Sorbet in den ersten 2-3 Stunden alle 30-40 Minuten umzurühren, um die sich bildenden Eiskristalle aufzubrechen, damit es eine weichere Konsistenz erhält.
7. Das fertige Zitronensorbet in kalten Tassen servieren und nach Belieben mit Zitronenscheiben oder frischen Minzblättern garnieren.

Nährwertangaben (pro Portion, ohne Eiweiß)

Kalorien: ca. 150 kcal Eiweiß: 0 g Fett: 0 g Kohlenhydrate: 38 g (davon 38 g Zucker) Ballaststoffe: 0 g Natrium: 2 mg

Kirsche Clafoutis

- Vorbereitungszeit = 1 Stunde
- Portionen = 6-8

Zutaten:

- 500 g frische Kirschen, entsteint
- 4 große Eier
- 150 g Zucker
- 1 Teelöffel Vanilleextrakt
- 120 g Mehl
- 300 ml Milch
- Eine Prise Salz
- Puderzucker für die Dekoration (optional)
- Butter zum Einfetten des Backblechs

Verfahren:

1. Den Backofen auf 180°C vorheizen. Ein rundes Backblech oder eine Auflaufform leicht mit Butter einfetten.
2. Die entsteinten Kirschen auf dem Boden der vorbereiteten Backform verteilen.
3. In einer großen Schüssel die Eier mit dem Zucker und dem Vanilleextrakt hell und schaumig schlagen.

4. Das Mehl und eine Prise Salz zu der Ei-Zucker-Mischung geben und gut umrühren, damit sich keine Klumpen bilden.
5. Nach und nach die Milch einrühren, bis der Teig glatt und homogen ist.
6. Gießen Sie den Teig vorsichtig über die Kirschen in der Backform.
7. Im vorgeheizten Backofen etwa 40-45 Minuten backen, bis der Clafoutis goldbraun und in der Mitte durchgebacken ist. Mit einem Zahnstocher testen, ob er gar ist.
8. Lassen Sie den Clafoutis vor dem Servieren einige Minuten abkühlen. Gegebenenfalls vor dem Servieren mit Puderzucker bestreuen.

Nährwertangaben (pro Portion, basierend auf 8 Portionen ohne Puderzucker)

Kalorien: ca. 220 kcal Eiweiß: 6 g Fett: 3 g (davon gesättigt 1 g) Kohlenhydrate: 40 g (davon Zucker 25 g) Ballaststoffe: 2 g Natrium: 100 mg

Pfirsich-Lavendel-Crumble

- Vorbereitungszeit = 50 Minuten
- Portionen = 6-8

Zutaten:

- Für die Füllung:
    - 6 mittelgroße Pfirsiche, geschält und in Scheiben geschnitten
    - 2 Esslöffel brauner Zucker
    - 1 Teelöffel getrocknete Lavendelblüten, fein zerkleinert
    - 1 Esslöffel Zitronensaft

- Für die Streusel:
    - 150 g Mehl
    - 100 g brauner Zucker
    - 100 g kalte Butter, in Würfel geschnitten
    - 1 Teelöffel getrocknete Lavendelblüten, für den Belag
    - Eine Prise Salz

Verfahren:

1. Den Backofen auf 180°C vorheizen. Eine Auflaufform leicht einfetten.

2. In einer Schüssel die in Scheiben geschnittenen Pfirsiche mit 2 Esslöffeln braunem Zucker, den gehackten Lavendelblüten und dem Zitronensaft vermischen. Die Pfirsichmischung gleichmäßig auf dem Boden der vorbereiteten Auflaufform verteilen.
3. In einer anderen Schüssel das Mehl, den restlichen braunen Zucker und eine Prise Salz vermischen. Die Butterwürfel hinzufügen und mit den Fingern oder einem Mixer kneten, bis der Teig krümelig aussieht.
4. Die Streuselmischung über die Pfirsiche in der Auflaufform verteilen.
5. Bestreuen Sie die Oberfläche mit einem Teelöffel getrockneter Lavendelblüten.
6. Im vorgeheizten Backofen etwa 30-35 Minuten backen, bis die Streusel goldgelb und knusprig und die Pfirsiche weich sind.
7. Vor dem Servieren ein paar Minuten abkühlen lassen.

Nährwertangaben (pro Portion, basierend auf 8 Portionen)

Kalorien: ca. 280 kcal Eiweiß: 3 g Fett: 12 g (davon gesättigt 7 g) Kohlenhydrate: 40 g (davon Zucker 25 g) Ballaststoffe: 2 g Natrium: 100 mg

Mit Haselnüssen gefüllte Minzpralinen

- Zubereitungszeit = 1 Stunde + Kühlzeit
- Portionen = 20 Pralinen

Zutaten:

- 200 g Zartbitterschokolade von guter Qualität
- 20 geröstete Haselnüsse
- 100 g weiße Schokolade
- 1 Teelöffel Minzextrakt
- Frische Minzblätter zur Dekoration (optional)

Verfahren:

1. Die Zartbitterschokolade im Wasserbad schmelzen, wobei darauf zu achten ist, dass kein Wasser in die Schokolade gelangt. Alternativ können Sie sie auch in der Mikrowelle in 30-Sekunden-Intervallen schmelzen, wobei Sie zwischendurch umrühren.
2. Nach dem Schmelzen den Minzextrakt unter die dunkle Schokolade rühren.
3. Verwenden Sie Silikonformen für Schokolade. Gießen Sie etwas geschmolzene Zartbitterschokolade in jede Form und kippen Sie die Form,

um sicherzustellen, dass die Schokolade auch die Seiten bedeckt. So entstehen der Boden und die Seiten der Pralinen.

4. Die Formen für etwa 10 Minuten in den Kühlschrank stellen, damit die Schokolade fest wird. In der Zwischenzeit die weiße Schokolade im Wasserbad oder in der Mikrowelle schmelzen.

5. Die Förmchen aus dem Kühlschrank nehmen und in jedes Förmchen eine geröstete Haselnuss legen. Jede Form mit geschmolzener weißer Schokolade füllen, dabei etwas Platz für die Oberseite lassen.

6. Gießen Sie den Rest der geschmolzenen Zartbitterschokolade über die Pralinen, um die Haselnuss und die weiße Schokolade im Inneren zu versiegeln.

7. Wenn Sie möchten, können Sie ein kleines Blatt frischer Minze auf jede Schokolade legen, bevor die Schokolade vollständig fest wird, um eine elegante Dekoration zu erhalten.

8. Lassen Sie die Pralinen mindestens 1 Stunde lang im Kühlschrank stehen oder bis sie vollständig fest geworden sind. Sobald sie fest geworden sind, die Pralinen vorsichtig aus den Formen nehmen.

Nährwertangaben (pro Schokolade):

Kalorien: ca. 110 kcal Eiweiß: 1 g Fett: 7 g (davon gesättigt 4 g) Kohlenhydrate: 10 g (davon Zucker 9 g) Ballaststoffe: 1 g Natrium: 5 mg

EINKAUFSFÜHRER

SCANNEN SIE DEN QR-CODE, UM DEN "EINKAUFSFÜHRER" AUFZURUFEN

www.ingramcontent.com/pod-product-compliance
Lightning Source LLC
LaVergne TN
LVHW070215080526
838202LV00067B/6825